循環器専門医と語る

『知りたい!』がわかる
心臓病の
予防・検査・治療

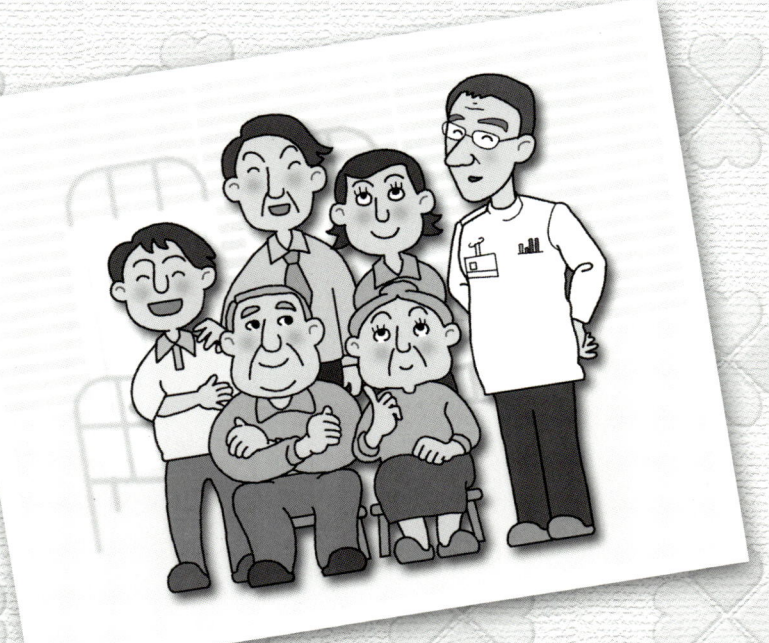

青柳 昭彦 編著

日本赤十字社医療センター
循環器内科

はじめに──この本の「使い方」

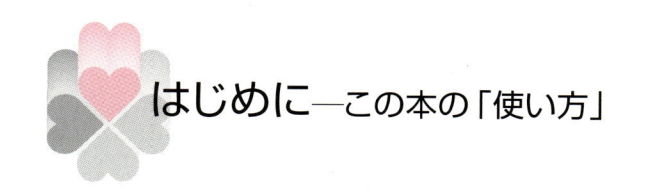

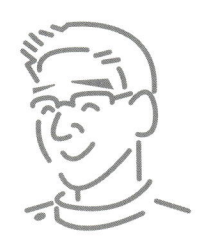

　この本は、循環器の病気──高血圧や高脂血症、あるいは狭心症や心筋梗塞など──を持つ患者さんや、そのご家族のために書かれた、「循環器疾患(心臓病)の受診ガイドブック」です。

　わたしたち医療者がこうした本を執筆する場合、どうしても医師・医学生向けに書かれた医学書・医学教科書を、いわゆる「やさしい言葉」で焼きなおしたものになりがちです。そうした健康書は、「口当たり」こそ患者さんやご家族にとってはいいものの、内容の骨組み自体は、医学者・専門家の立場や考え方からみたもので、それが最終的に一般の読者の方々にとって、本当に理解しやすく有意義なものなのかは、私たち医療者からみても疑問に思うようなものも多いように感じます。

　一方、最近のテレビ番組の「流行」なのでしょうか、わけ知り顔の司会者が、専門家からみてもかなり難しい用語を使って、「健康にいい」食べものや成分、あるいは病気の予防方法や治療方法を解説するといったバラエティ番組が多くあります。私たちの患者さんの中にも、そうした番組を観て「これを食べたらいいのでは」とか、「こうした治療法があるのでは」とか、相談される方もしばしばいらっしゃいます。そうした内容の多くは、個別には決して誤りではないものの、そればかりにとらわれると、全体のバランスを欠いて、結局健康にいい影響を及ぼさないのではないか、と感じることもあります。

　そうした問題点をできるだけ解消しようと、この本では、循環器疾患(心臓病)の具体的な病気の内容、検査の方法、治療方法について説明する章〈キーワード編〉と、循環器内科医と、心臓の病気を患う祖父を持つ男の子とが対話する章〈対話編〉を

交互に配置する構成にしてみました。現実的な場面を想定しながら、正しい医学知識をご理解いただき、読者ご自身やご家族の健康管理・増進にお役立ていただけるように考えたものです。

　たとえば、もし、あなたが「先生から〇〇という病気だといわれた」とか、「明日、〇〇という検査をするといわれた」「〇〇という治療を行うといわれた」のであれば、〈キーワード編〉の章から、そうした気になる言葉を捜してお読みいただければ、その言葉に関する必要最小限の医学知識が得られることと存じます。

　では、〈対話編〉の章では何が書かれているのかですが、ここでは医師と男の子の対話というかたちで、「医療者はどんな〈考え方〉で（心臓病の）医療を進めるのか」ということを、説明したつもりです。近年の医療従事者に求められるものの中には、単に治療技術の向上のみならず、いかに患者さんと円滑かつ十分なコミュニケーションをとるか、ということがあります。実際、数々の医療過誤が生じる背景には、医療者と患者という、血が通った人間どうしが本来分かち合う、信頼し合う関係が希薄になっていることに、その一因があるのではないかと考えます。

　医師・医療者は、医療の専門家として、迅速に、正しい結論を導くような訓練を受けています。しかし、そこで進められる医療行為は、患者にとって「わかりにくい」ものになったり、「勝手に治療をされた」という印象になったりすることも多くあります。「インフォームド・コンセント」という言葉は、そうした医療者と患者のすれ違いを正すべく提唱された概念ですが、この言葉自体がわかりにくく、いまもって多くの患者さんの側には「ピン」とこない言葉であるように感じます。

　この「インフォームド・コンセント」という用語も含め、医療者がど

んな考え方で、患者を診て、検査をし、診断を下し、治療を行うのか、を順を追って解説したのが〈対話編〉です。患者さんやそのご家族にとっては、医療者の考え方を知ることは、医療者の持つ知識そのものを知ることよりも重要かもしれません。この対話編の章をお読みいただくことで、本来、患者さんの情報を一番たくさん持つ医療者から、いかに患者さんが求める情報を得るのかの「コツ」が得られることと存じます。ぜひ、いま目の前にいる医療者を最大限活用するノウハウを、この対話編の章を読むことで身につけていただきたいと存じます。

　この本は、以上のようなことを考えながら執筆されましたが、その試みが成功しているか否かは、読者の皆さんの判断にゆだねられます。お読みになったご意見・ご感想をお寄せいただければ、幸いです。あるいは、それをきっかけにして、患者さんと私たち医療者がより良い関係を築くことができれば、この本の目的は達成されたとも言えるのですから。

2003年10月

青柳　昭彦

■目　次■

§1　心臓病の専門医とは《対話編》

§2　心臓の病気《対話編》

§3　心臓の病気《キーワード編》
1）高血圧(澤城) 38　　2）高脂血症(大谷) 41
5）不整脈(関田) 59　　6）心臓弁膜症(小早川) 62
9）肺動脈血栓塞栓症 (福島) 69

§4　心臓の検査《対話編》

§5　心臓の検査《キーワード編》
1）心電図(小早川) 96
4）心筋シンチグラム (澤城) 104　　5）冠動脈造影(福島) 106

§6　心臓病の治療《対話編》

§7　心臓病の治療《キーワード編》
1）生活療法(青柳) 134　　2）薬物療法(青柳) 140
5）急性期医療〜CCUでの治療〜(小栗) 155

●おわりに　166　　●索引　167

※(　)内は執筆者〔巻末に執筆者紹介があります。〕

心臓病の専門医とは《対話編》

- 生活習慣と病気　●専門医とかかりつけ医
- 循環器内科というところ

9-19

心臓の病気《対話編》

- 循環器内科が扱う病気と生活習慣病　●「死の四重奏」
- リスクをいかに減らすかが大切　●生活習慣が招く恐い病気
- 「不整脈」って病気?　●「インフォームド・コンセント」という言葉

21-36

心臓の病気《キーワード編》

3） 心筋梗塞、狭心症(竹内) 44　　4） 心不全(青柳) 55
7） 心筋症(小早川) 65　　8） 急性大動脈解離(大谷) 68
10） 下肢閉塞性動脈硬化症(大谷) 73

37-74

心臓の検査《対話編》

- まずは「問診」から　●生命の質、生活の質を保つために
- 楽な検査、つらい検査　●「医療の根拠(エビデンス)」とはなんだろう?
- 検査法の進歩

75-94

心臓の検査《キーワード編》

2） 心臓超音波(心エコー)検査(関田) 99　　3） 運動負荷心電図(澤城) 101
6） 心臓電気生理学検査(関田) 110

95-110

心臓病の治療《対話編》

- 予防と治療　●急性期の治療　●侵襲的治療と非侵襲的治療
- 治療法の選択　●ふたたび「予防と治療」について考える

111-132

心臓病の治療《キーワード編》

3） 冠動脈カテーテル治療(福島) 148　　4） 冠動脈バイパス術(魚住) 153
6） 下肢動脈形成術(大谷) 159　　7） 心臓ペースメーカー(関田) 160

133-165

※《対話編》(§1、2、4、6)は編著者青柳昭彦とのディスカッションをもとに、竹下充氏(医事出版社)が構成した。

§1 心臓病の専門医とは

《対話編》

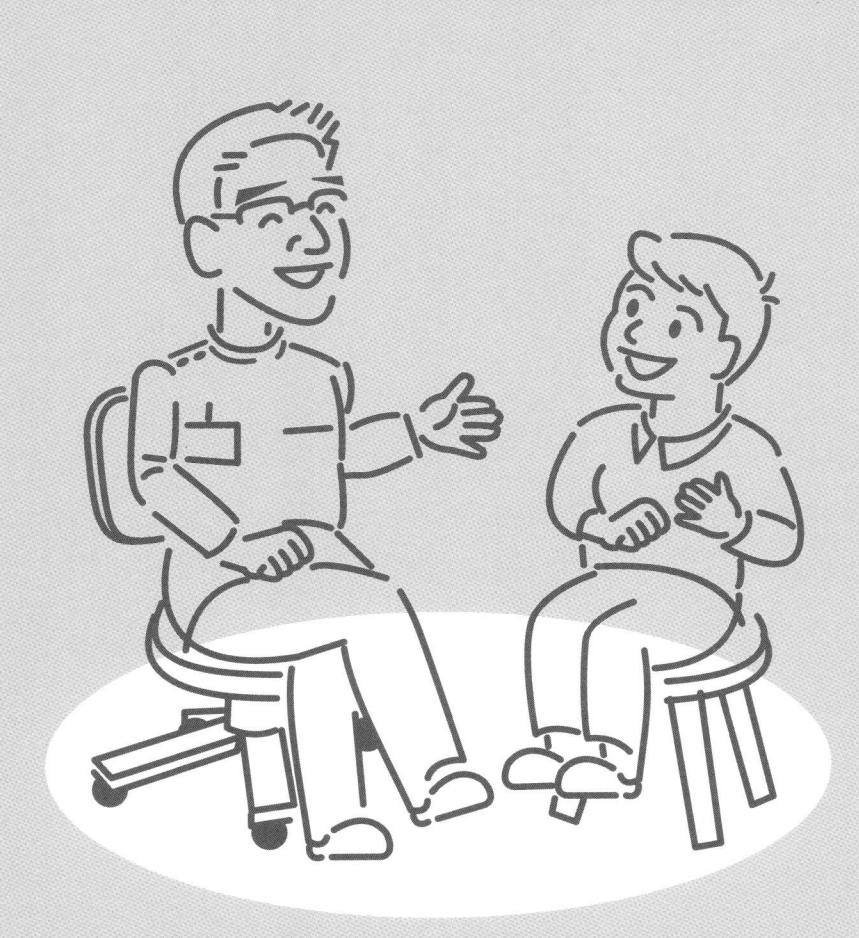

1）生活習慣と病気 ～普段の生活の影響を甘くみないように～

やぁ、よく来たね。おじいさんの具合はどうだい？

普通に生活しているみたい。からだには気をつけているようだけれど。タバコもやめたし。

それはいいことだね。今日はなんだい？

お母さんが、これから家族で気をつけなければいけないことを、お聞きしてこいというんだ。

それは大役だね。

どんなことに気をつければいいのかなぁ。テストで悪い点をとってびっくりさせちゃいけないとか。

それも大事だけれど（笑）、どんな病気でも命にかかわるような症状が出る前に気をつけられることはたくさんあるんだ。それを考えることがおじいさんのからだに気をつけることになるし、君自身のためにも役立つと思うよ。じゃ、いい機会だし、今日はそれを順をおって説明しよう。

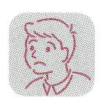

えっ、僕も心臓の病気になるの？　遺伝するっていうこと？

いやいや、そうあせらない、あせらない。「生活習慣病」という言葉を知っているよね。

心臓病の専門医とは／対話編

うん。大人になったらかかる病気のことだよね。

う〜ん。そういうことでもないんだよ。以前はこれを「成人病」と呼んでいて、その名前では君のように「大人の病気」という誤解をすることがあるから、よくない生活習慣を長く続けることで起こる病気という意味で「生活習慣病」と呼ぶようになったんだ。

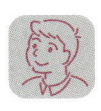

ふ〜ん。でもよくない生活習慣って、タバコを吸うとかお酒をたくさん飲むとかでしょ。僕にはまだ関係ないや。

それがそうでもないんだよ。アメリカで「日本食ブーム」があったことは知っているよね。

トウフとか、スシとか。

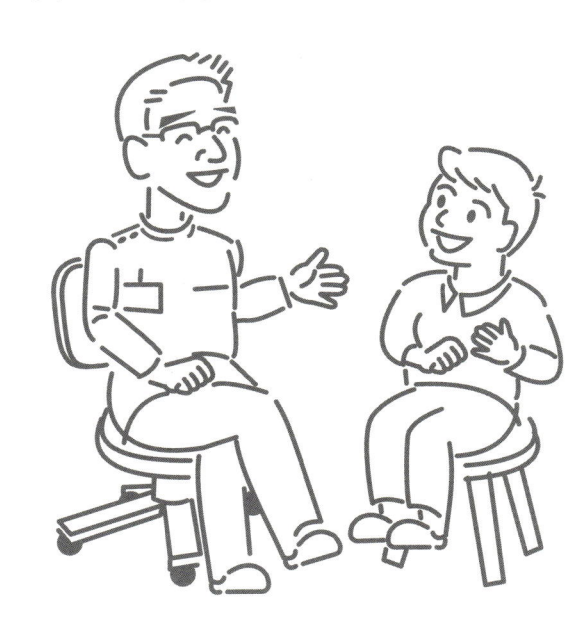

それから野菜だよね。それに加えて欧米での嫌煙運動は大きなものがあった。実は現在、タバコを吸うひとの率は、欧米に比べて日本はかなり高いんだ。そうしたことが欧米では徐々に改善されていったことで、例えばアメリカでは〈がん〉の死亡率が頭打ちになってきたといわれているんだよ。逆に日本では食事がどんどん欧米化していて、かつてのように野菜や豆を食べる量がどんどん減って、逆に高コレステロールの食事が多くなってきたんだ。日本人でもとくに君たちの世代が問題で、君たちが大人になる頃には生活習慣病はいまよりずっと増えると考えるひともいるよ。君もおやつ代わりにファースト・フードのハンバーガーやフライドポテトばかり食べているんじゃないかい？

ドキッ。

そうした食生活や運動不足、肥満、それから喫煙といった悪い生活習慣が少しずつ少しずつ積み重なって、大人になってから病院にずっと通わなければいけないような病気になったり、それが命にかかわるような大きな病気につながったりするんだ。僕が専門としている循環器科が対象とする病気でいえば、高血圧や高脂血症になって、動脈硬化を起こして、君のおじいさんのように狭心症や心筋梗塞といった虚血性心疾患、あるいは脳卒中に至ってしまう可能性が高くなる。これは「なんとなくそう思う」という話ではないよ。僕は医師だから科学的根拠に基づいて話をしているんだ。たくさんの人を集めて調査した結果（疫学調査）や、細胞や遺伝子レベルでの基礎的な研究から、これまでに徐々に明らかになったことなんだ。なんなら論文のコピーを渡そうか？　英語の論文が多いから、勉強になるよ。

い、いいです。

2）専門医とかかりつけ医
〜あなた自身の「専門医」をみつけよう〜

いま「循環器科が専門」というお話だったけれど、それはいったいどういう専門家なの？

そうだね。まず、僕が働いている日赤医療センターの診療部門にどんなものがあるかというと、「代謝・内分泌内科」「血液内科」「アレルギー・膠原病内科」「腎臓内科」「呼吸器内科」「消化器内科」「循環器内科」「神経内科」「緩和ケア科」「整形外科」「精神科」「皮膚科」「消化器・一般外科」「呼吸器食道乳腺外科」「耳鼻咽喉科」「脳神経外科」「心臓血管外科」「泌尿器科」「リハビリテーション科」「麻酔科・集中治療科」「小児外科」「小児科」「産科」「婦人科」「眼科」「放射線科」「救急外来」、それに「小児保健部」「健康管理センター」「内視鏡室」といったものがあるよ。

………。

どうしたの。

さっぱりわからない………。

たとえば君が「あたまが痛い」と思ったらどこへ行く？

やっぱり「あたま」だから「脳神経外科」かなぁ。

それでもいいかもしれないね。診療科名をみればわかるように、だいたいその病気が起こった「場所」ごとに分かれている。でも頭痛はあたまの病気だけれど、脳や神経が頭痛の原因とは限らないよね。

うん。あたまを打ったり、お母さんはよく「肩こりと頭痛が一緒に起こる」と言うよ。

実際、あたまが痛いとか、のどが痛いとかの症状からだけでは、「じゃあ何科の病気か」というのはわからないことも多いんだ。インターネットは使えるよね。

はい。

日赤医療センターのホームページ（http://www.med.jrc.or.jp/index.html）には「症状別診療科ガイド」があるし、そうした医療情報を調べることは大切だけれど、もっと簡単で確実なことがあるんだよ。

なに、なに？

近所のかかりつけのお医者さんに相談すること。

な〜んだ。

簡単なようだけれども、それをしない人も多くいるんだ。大きな病院に紹介状なしで来院すると、医療費が高くなる、と

いうのは聞いたことがあるよね。

うん。

それは大きい病院がいばっているわけではなくて、病院と診療所でそれぞれの役割を分担することが、医療全体の効率化につながるという理由でしていることなんだよ。

よくわからないなぁ。

君はいままで命にかかわるような病気をしたことがあるかい？

う〜ん。サッカーで足の骨を折ったけど、あとはかぜぐらいかなぁ。

骨折は少し大変だけれども、それでも大きな病院には入院しなかったよね。

うん。近所で評判のいい整形外科があって、そこで治療した。いまはもう何ともないよ。

大きな病院で診療科名がわかりにくいのは、その病院がある地域の、診療所のお医者さんが「これは専門医に診てもらったほうがいい」と考えたときに、もっとも効率のいいような分類だからだよ。つまり、すでに医学的な知識があることを前提にして決められた診療科名なんだね。
むかしは「内科」と「外科」程度だった専門領域が、どんどん細かくなっていっていて、それはこれからもどんどん進ん

でいくと思うよ。だから、すぐに大きな病院に行って受付で途方にくれるよりは、まず近所のかかりつけ医に相談するのが一番なんだ。そうすれば大きな病院で長時間待たされずに済むし、むずかしい病気でなければ、十分な治療をそこで受けることができる。たとえば日赤医療センターには、1,000名近い数の診療所の先生（近所のかかりつけ医）が連携医として登録されているんだ。患者さんの紹介だけでなく、研究会を開いたり、ニュースレターを発行したり、日頃から交流することで「チーム」として患者さんの治療に当たっているんだよ。

でも、むずかしい病気かそうでないかは、直接大きな病院に行ったほうが確実にわかるよね。

それがそうでもないんだよ。

えっ、専門家でも確実じゃないの？

いや、いや、そうじゃない。（笑）でも専門家が一番得意なのは、その医師が専門としている分野での病気の診断や治療なんだよ。もし、君が「自分は〈がん〉ではないか」と思ったらどこへ行く？

がん専門病院。

そう言うと思った。でも〈がん〉という病気は自覚症状がない場合が多いから、まずは〈がん〉が一番起きそうなところの検査から始めるよね。ところが、どこにあるのかわからな

いような「〈がん〉をみつける」ことは、「〈がん〉の治療をする」専門家にとっては「専門外」のことなんだよ。それに、がん専門病院では、仮に検査を行っても、専門医はそれを「検診」という意味合いでは行っていないから、仮にがんがなくても、「また来年検査しに来なさい」とは言ってくれないしね。だから、「〈がん〉をみつける専門家」、つまり自治体などで行う「がん検診」を定期的に受けるのが、一番なんだ。そして一番いいのは、君のからだの専門家をみつけること。それがかかりつけ医なんだね。近所のかかりつけのお医者さんなら、君がいままでかかった病気だけではなく、ご両親やご兄弟を診ることもある。「家族がどんな病気にかかったか」というのは、単に遺伝という意味だけではなく、その家族共通の生活習慣 ── 食生活の好みとか、家族にヘビースモーカーが多いとか ── があるから、君の病気がどんな病気かを知る上では、大きな病院の専門家よりずっと詳しいはずだよね。

ふ〜ん。

まず「これはどこの領域の病気か」という目星をつけないと、ある専門の医師が「これは僕の領域の病気じゃない」と思っても、じゃあどこの病気かはわからないよね。「医者のくせに」と思うかもしれないけれど、だからこその専門家なんだよ。そうすると、ぼくら医療者からすればいやな言葉だけれども「たらい回し」という感じを患者さんやそのご家族は受けるかもしれない。そしてそれは医療全体からみるとすごく効率の悪いことなんだよ。

定期的な検診・健診を受ける→問題があれば、家の近くのお医者さんに相談する→そこでうまく治らなかったり、先生が

むずかしい病気ではないかと判断したりしたら、そこで専門医を紹介してもらう、というのが一番効率はよさそうだね。

そして専門医の診断や治療を受け、病気の状態が安定してきたら、また近所のかかりつけ医に通院する。必要に応じて定期的な精密チェックのために専門医にもかかる。それが医師にとっても患者にとっても一番いいスタイルだと思うよ。

3）循環器内科というところ ～心臓をめぐる病気の専門医～

で、「循環器内科」ってどういう専門家なの？

そうだった、その話だったよね。心臓が血液をからだ全体に送るポンプの役割をしていることは知っているよね。心臓の左心室という部屋から酸素がいっぱい含まれた血液（動脈血）が送り出され、毛細管という非常に細い血管で全身に栄養をいきわたらせて、今度はそこから二酸化炭素と老廃物を含んだ血液（静脈血）が静脈系を経て心臓の右心房に戻る（以上が「体循環」と呼ばれる）。右心房に入った血液はそこから右心室を経て今度は肺に入り、二酸化炭素を出し、酸素を受け取って動脈血となり、肺

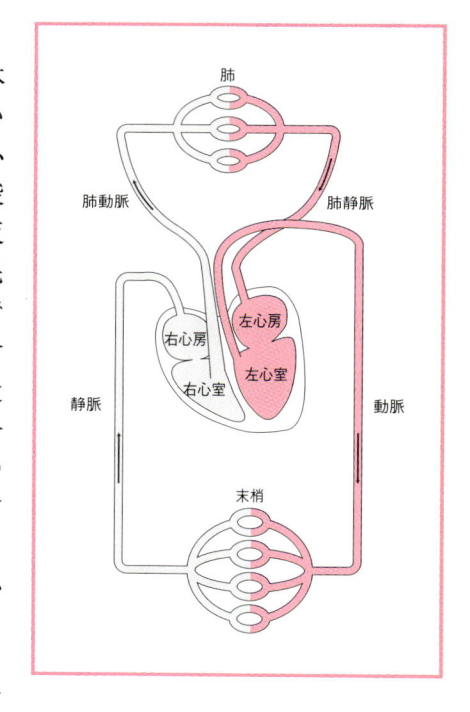

静脈を経て、左心房に入る（以上が「肺循環」と呼ばれる）。この一連の流れを即ち「血液循環」と呼ぶ。えっへん。

じゃ、心臓、血管、肺のすべてを対象とする専門家ということ？　でも肺は呼吸をするところだよね。「呼吸器内科」という専門もあったと思うけれど。それに「血液内科」というのもあったよね。

どきっ。あまり細かい話しをすると、かえって混乱すると思うけど、呼吸器内科は「肺や気管」自体の、血液内科は「血液」自体の病気を専門に扱い、その流れのところで生じる病気を専門にするというのが「循環器内科」というふうに理解してくれればいいと思うよ。

似たような感じの「心臓血管外科」というのもあったと思うけれど、じゃ「内科」と「外科」とはどう違うの？

「循環器内科」と「心臓血管外科」は、実はほとんど同じ領域の病気を扱うんだ。内科と外科というのは、治療の手法の違いを主に表していて、内科というのはあまりからだに傷をつけずに治療するやり方 ── お薬による治療を中心に行い、外科は主に手術による治療を行う。

ただ、診療科名というのは、学問上の発展と医療制度上の変化などの歴史が複雑に絡んで決められるものもあるから、いまの説明はかならずしも正確なものではないかも知れないけれど、それをいちいち患者さんが知る必要はないと思う。でも、そういうことで診療科名はこれからもどんどんむずかしいものになってしまうと思う。そのためにも、かかりつけ医の先生による診断が、まず必要になると思うよ。

§2 心臓の病気

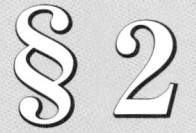

《対話編》

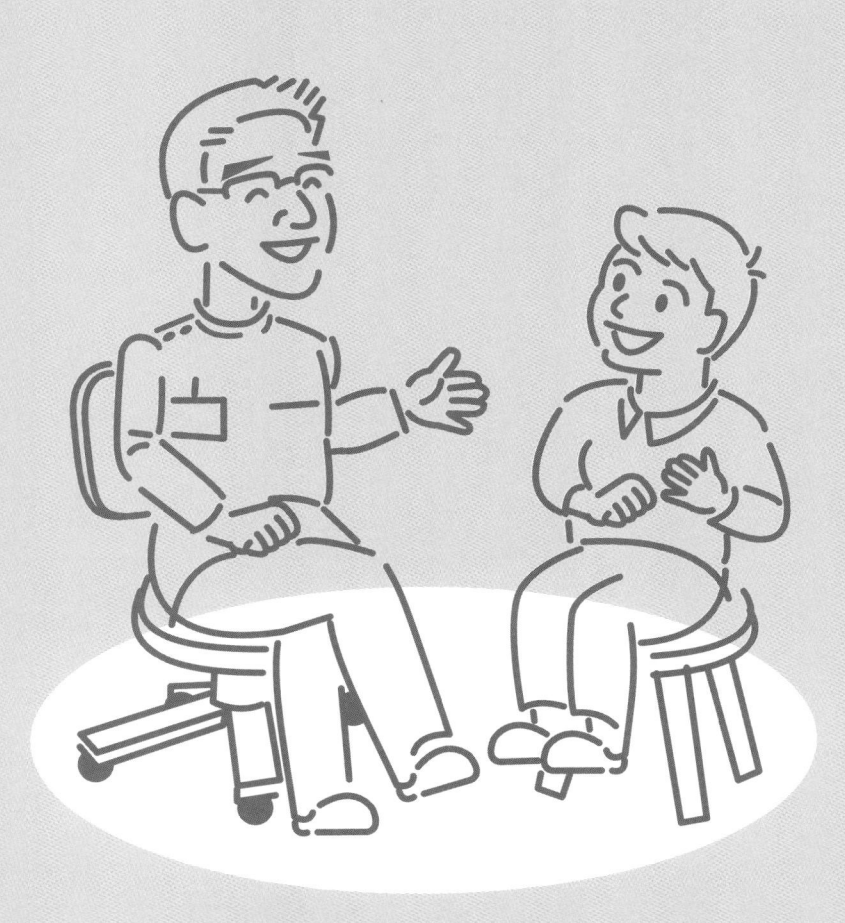

1）循環器内科が扱う病気と生活習慣病

寄り道が長くなってしまったけど、これから僕たち循環器内科が対象とする病気について具体的に説明するね。

やっぱりおじいさんの病気について、まず知りたいなぁ。

それはそうだろうけど、その前に、最初に話した生活習慣病と呼ばれる、比較的軽い、でもたくさんの人がかかっている病気の話から説明しよう。そのほうがおじいさんの病気を理解する上でもわかりやすいと思うよ。「三大生活習慣病」という言葉を保険会社のコマーシャルで聞いたことがある？

〈がん〉と、脳卒中と………。

それから心筋梗塞だね。正確には、〈がん〉は「悪性新生物」という呼び方がされ、それと脳血管疾患、心疾患ということなんだけれど、つまり、日本人が病死する場合、この3つが多いということなんだ。きょうの話では心疾患が中心だけどね。

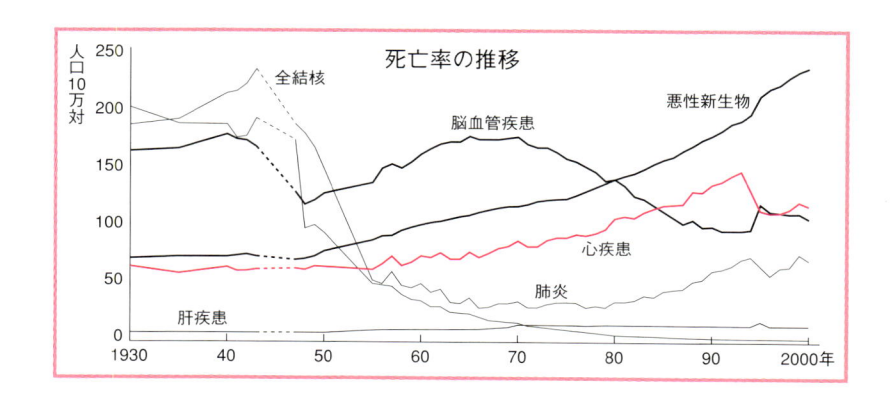

死亡率の推移

心臓の病気（対話編）

ところで下のグラフをみてもわかるように、〈がん〉はどんどん増加している。心疾患は統計の取り方がかわったため、減少したようにみえる時期もあるけれど、基本的には増加の一途をたどっている。ところが脳血管疾患は減少しているのがわかるよね。

そうだね。どうしてだろう？

日本人の栄養状態が改善されたことなどいろいろな考え方がされているけれども、ひとつの意見として、日本では「血圧を下げる」ということがこれまでたくさん言われてきており、塩分をひかえるなどといった一般の方への啓蒙や、また血圧を下げるための治療が積極的に進められてきたことも理由として上げられるんだ。それまで日本人の血圧は欧米と比べて突出して高くて、国をあげて血圧を下げるためのさまざまな対策が立てられたんだね。

僕のおとうさんも、血圧を下げる薬をずっと飲んでいるよ。

おじいさんも飲んでいたはずだよ。実際、血圧を下げる薬にしても、とくに日本で多くのものが開発され、さまざまな種類のものがあるよ。

えっ、「血圧を下げる薬」って一種類じゃないの？

一種類どころじゃないよ。血圧を下げる薬のことを一般的には「降圧薬」と呼ぶのだけれど、血圧を下げるという目的を果たすためにはいろいろなやり方がある。むずかしくいうと

23

「作用機序」といって、その違いにより降圧薬も細かく分類されているんだ。このことは後でも説明するね。

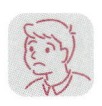

ふ〜ん。

それで、日本人全体の平均の血圧値が、ここ数十年で明らかに低下しているのは、統計的な事実なんだ。つまり、生死にかかわるような大きな生活習慣病を予防するためには、それ以前に比較的小さな生活習慣病をきちんと予防することがいかに大切かがわかるね。

2)「死の四重奏」

でもおとうさんは、薬を飲んでいるからかもしれないけど、まったく元気だよ。どこが病気なんだと思うくらい。

そうだね。高血圧症やこれから話す高脂血症では、本人が自覚する症状はほとんどみられないことが多い。健康診断で検査を受けて、その数値から「高血圧症です」とか「高脂血症です」と診断されるわけだね。だから積極的に治療することをしない人も多いよね。でも、だからこそ危険で、放っておくと「動脈硬化」が進み、それが心筋梗塞や脳卒中などを最終的に招いてしまうんだ。

じゃあ、日本人全体の血圧が下がってきたのに、なんで心臓の病気は減らないの。

それが僕ら専門家にとっても問題なんだ。これもいろいろな考え方があるけれども、塩分をひかえたり、血圧のコントロール

に気をつける人が増える一方で、やはり食生活の欧米化とその過食（食べ過ぎ）が問題ではないかということはいえると思う。つまり脂分の高い食事を、しかも多量に食べることで、高脂血症という病気になり、それが最終的に心疾患による死亡率を上げているのではないか、と推測できるわけだね。

じゃあ、高血圧は脳の病気には影響するけれども、心臓の病気にはあまり関係ないんだね。

そんなことはないよ。ちなみに高血圧も高脂血症も僕の循環器内科で扱う病気だけれども、だからというわけではないけれど、両方ともにやはり心臓にとって悪いことを起こす要因なんだね。ただ、こうした状況から高脂血症が最近とみに問題となってはいるね。ところで「死の四重奏」という言葉を知っているかい？

わぁ、なんかミステリー小説のタイトルみたいだね。

さっき話した、命にかかわるような病気を起こす要因を「リスク・ファクター（危険因子）」といって、たとえば心臓の病気、とくに血管が何らかの原因で詰まってしまって心臓に血が行かないようになって起こる病気を「虚血性心疾患」と呼び、そこに狭心症や心筋梗塞が含まれるのだけれども、その虚血性心疾患のリスク・ファクターの大きなものとして、いま話した高血圧症と高脂血症、それに糖尿病、喫煙が上げられている。

えっ、「喫煙」って病気なの？

病気ではないけれども、これも統計的に明らかに虚血性心疾患を起こす要因として考えられているんだよ。それに「止めたいけれど止められない」という意味では、誤解をおそれずにいえば、喫煙習慣は一種の病気ともいえるかもしれないね。「死の四重奏」（Deadly Quartet）というのは、少し前にカプランという医師が提唱した言葉で、最近ではいまいった4つのリスク・ファクターから、「喫煙」を除いて「肥満」を加えた4つが重なると、虚血性心疾患を起こしやすくなると言われ、それを「メタボリック・シンドローム」と呼んでいるんだ。

今度は「太り過ぎ」が含まれるんだね。

ほんとに小説のタイトルみたいだけれど、こうした概念が提起されることで注目する医師・研究者が増え、かつ大規模な調査が行われることで、医学というのは徐々に進歩するんだ。この4つのリスク・ファクターは、どうやら偶然重なるわけではなくて、実際このうちのいくつかを併せ持つひと自体が多いのではないかという結果が現れ始めているんだ。たとえば日本人の糖尿病患者のうち3割は高脂血症を合併しているという調査結果もあるんだよ。

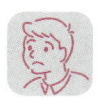

糖尿病も高脂血症も、ひとつの原因で起こっているということ？

そう仮定しなければならないほど、合併する患者が多いというのは事実だと思うよ。ただ僕の所属している病院では、糖尿病患者は「代謝・内分泌内科」というところで治療されている。でも糖尿病と高脂血症をトータルに説明できて、かつ統一した治療法が開発されれば、また別の診療科名ができるかもしれないね。

心臓の病気（対話編）

わぁ～、またややこしくなるね。

それが医学の進歩ということだよ。でも、そこまでの見通しはまだたっていなくて、そうした合併症を持つ患者さんは、各科が協力し合いながら診察したり治療したりしているわけなんだ。いま言ったように合併症を持つ患者が多いことに加えて、高齢者が増加すると、さらに合併症を持つ患者が増えることが予想されている。専門が細かく分かれることが医学の進歩だと話したけれども、それぞれの専門家が協力し合うこともこれからの医療者の大きな課題だと思うよ。

かかりつけ医との協力も含めてね。

その通り！

3）リスクをいかに減らすかが大切

じゃあ、おじいさんの心臓の病気は、そうしたリスク・ファクターの積み重ねで起こったわけだね。

話したように、高血圧や高脂血症は、自覚症状が少ないから生活習慣をあらためたり、薬を飲みつづけるということができない人も多いんだ。とくに高齢者ではそれまでの生活習慣をあらためることはむずかしくなるしね。おじいさんはそれまではタバコを吸っていたよね。

うん。さすがにいまは吸わないけれども。

そういうひとはやっぱりたくさんいるんだよ。日本動脈硬化学会という、動脈硬化病変を専門とする医師や研究者が集まってつくる組織があるのだけれども、そこが「こうした病気がある患者では、こうした数値を目標にしてさまざまな治療を行うべきだ」というガイドラインを提起している（下図）。少しわかりにくいかもしれないけれど、冠動脈疾患（心筋梗塞、狭心症）、高血圧、糖尿病、喫煙の有無などにより、高脂血症にかかわる脂質（総コレステロール、LDLコレステロール、HDLコレステロール、中性脂肪）の治療目標値を変えているんだ。これはいまいったリスクの積み重ねが大きな病気に結びつくというさまざまな研究の結果から出された結論なんだね。リスク・ファクターの一個一個はそれほど大きな問題ではなくても、それが積み重なることが大きな病気につながる。このことはおじいさんだけでなく、おとうさんやおかあさん、それから君自身にもかかわることだから、よくおぼえて、家族みんなに話しておいてね。

はい、わかりました。

患者カテゴリー			脂質管理目標値 (mg/dL)				その他の危険因子の管理		
	冠動脈疾患*	他の主要冠危険因子**	TC	LDL-C	HDL-C	TG	高血圧	糖尿病	喫煙
A	なし	0	<240	<160	≥40	<150	高血圧学会のガイドラインによる	糖尿病学会のガイドラインによる	禁煙
B1		1	<220	<140					
B2		2							
B3		3	<200	<120					
B4		4以上							
C	あり		<180	<100					

TC：総コレステロール，LDL-C：LDLコレステロール，HDL-C：HDLコレステロール，TG：トリグリセリド
 *：冠動脈疾患とは，確定診断された心筋梗塞，狭心症とする．
**：LDL-C以外の主要冠危険因子
　　加齢（男性≥45歳，女性≥55歳），高血圧，糖尿病，喫煙，冠動脈疾患の家族歴，低HDL-C血症（<40 mg/dL）

4）生活習慣が招く恐い病気

おじいさんに起こった心臓の病気は、前にもいったように、心臓に行く血管の流れが悪くなったことで起こる病気（虚血性心疾患）のひとつなんだ。心臓は循環器のなかでも重要な役割をしていることはわかるよね。

ポンプだもんね。

でも、心臓は全身に酸素を血液にのせて送るけれども、心臓自体も当然酸素を必要とする。

それは………、うんそうだよね。

心臓が働くために必要な酸素を送り込む太い血管が、心臓を囲むようにしてあるんだ。それを「冠動脈」と呼ぶ。この冠動脈のうちの1本あるいはそれ以上の血管が詰まって、心臓に十分酸素が行かなくなるとどうなると思う？

考えただけでも恐いなぁ。

十分に酸素が行かなくなって、心臓が不具合を起こすようになるのが「狭心症」、それが更に進んで血管が完全に詰まり、心臓が壊死（えし：組織が死んでしまうこと）を起こした状態が「心筋梗塞」なんだよ。

………。おじいさん、よく無事だったなぁ………。

かかりつけ医の先生がおじいさんのからだのことをよく知っていて、対応がはやかったから大丈夫だったんだよ。（治療についてはまた後で詳しくお話するね。）

心筋梗塞のように急激に症状が現れる心臓病の他にも、全身のだるさや、むくみ、息苦しいといった状態が続く、「心不全」と呼ばれる病気もあるんだよ。心筋梗塞から心不全になることも、心臓にかかわる他の病気（不整脈や心臓弁膜症など）が心不全を招くことがある。さっき話したリスク・ファクターを複数持っていて、かつそうした症状があれば、やはり早めに専門医の検査を受けることを勧めるね。

5）「不整脈」って病気？

不整脈も生活習慣病なの？

その前に「不整脈」ってなんだかわかる？

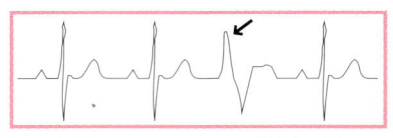

心電図でみられる不整脈の例

脈が不整なこと………。

その通り。ただ、一般に不整脈と呼ばれるものは、専門的にはもう少し細かく分類されるんだ。洞不全症候群、房室ブロック、上室性期外収縮、心房細動、心室性期外収縮、心室細動、心室頻拍………。

全然わからない。

心臓の病気（対話編）

> それはそうだと思うし、患者さんがそのすべてを系統立てて知っておく必要はないと思う。だから、まずは「不整脈」というのは病気の名前ではなく、心臓がドキドキしたり不規則で気持ちが悪いという「状態」だと考えることがまず大切で、その詳しい診断や治療の必要性については個々の患者さんが医師からきちんと説明を受けるのがいいと思うね。不整脈の原因にはいろいろなものがあるけれども、その大きなものはやはり虚血性心疾患をはじめとするさまざまな心臓疾患が上げられる。それに飲酒や喫煙、精神的ストレスや睡眠障害も不整脈を起こす因子にはなるから、そういう意味では不整脈も生活習慣病の一種といえるかもしれないけれど、そうとも言えない不整脈も多いので、高血圧症や高脂血症とは少し違ったニュアンスになるね。

> 生活習慣を改善するだけでは治らない、ということ？

> もちろんそういう不整脈も多いけれど、不整脈のうち「上室性期外収縮」や「心室性期外収縮」と呼ばれるものは、健康な人でもみられることがあり、治療の対象にならないことも多いよ。

> えっ、症状があるのに治療しないの？

6)「インフォームド・コンセント」という言葉

後でも話すけれど、実はある種の不整脈を抑えようとすることが、必ずしも患者さんの予後 —— ある病気を治療した後の患者さんの生活全般を「予後」というのだけれども、それを改善しないのではないか、という研究結果が報告されたことがあるんだ。考えてごらん。それほど日常生活に支障はないけれども「何となく調子が悪い」ということと、「それを治すことはできるけれども、患者さんの寿命（余命）が縮む恐れがある」というのと、どちらを取る？

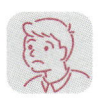

そ、そんなことをいわれたって………。

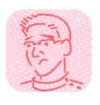

そうだよね。急にそんなことをいわれても、誰だって困るよね。でも医師が責任をもってある病気の治療をする場合、
① 患者さんが現在悩んでいる症状や病気を治すこと
② 将来の病気を予防すること
③ 健康で長生きできるようにすること
が考えられるよね。

でも、病院に行こうと思うのは「痛い」とか「気分が悪い」とかを治すために行くんだから、それが治らないと意味がないじゃない。

高脂血症や高血圧症は、少なくとも初期の段階ではほとんど自覚症状はないという話をしたね。

だから健康診断が大切だったよね。

心臓の病気（対話編）

だったら、病院で治療を受けるのは「痛い」とか「気分が悪い」とかだけじゃないじゃないか。

それはそうだけれども………。

このことは、また治療のところで話すけれども、僕の専門領域でもとくに不整脈は、治療に悩むことが多いんだ。不整脈がみられるときは、まずそれを起こすほかの病気、とくに心臓にほかの病気がないかを調べる。そうしたものがなければ、次に考えることは、不整脈には治すべきものと治さなくていいものがあり、その患者さんの不整脈はどのタイプかをきちんと調べる必要がある。そしてそれには、いま患者さんが訴えている不整脈による不快感がどの程度かを知り、そのことによる不利益と、治療することで得られる利益と不利益をきちんと天秤に乗せ、患者さんとそのことをよく相談しながら治療の要否を決定するんだよ。
ところで、君は「インフォームド・コンセント」という言葉を知っているかなぁ？

電気のコンセントの一種？

いやいや、そうじゃない。実は不整脈に限らず、専門家であっても、患者さんに対してどのような治療をするのかを判断することが、むずかしい場合は多いんだ。「インフォームド」というのは、「きちんとインフォメーション（情報の提供）を受けた」という意味で、「コンセント」は「同意」という意味。つまり「インフォームド・コンセント」とは、病気や治療の専門家である医師は、それに関する知識の乏しい

33

患者さんに対して、十分に患者さんの病気に関する情報、治療に関する情報を提供・説明し、患者さんが納得した上で治療を進めるべきなんだ。「十分な説明による同意」という日本語訳が使われたりするけれど、普通の新聞や雑誌でも「インフォームド・コンセント」という言葉はよく目にするね。われわれ医療者側では「患者さんからインフォームド・コンセントを得る」といった使い方をするんだよ。
話を戻すと、「いまある苦痛もなくなるし、その治療による苦痛や副作用は起きず、入院や通院時間もわずかで、必ず延命も図れる」なんていうベストの治療があれば、一も二もなく医師はそれを勧める。

それはそうだよね。

でも複数の治療法があるときは、「Aという治療法はある点では優れているけれども、Bという治療法はこの点で優位だ」という、どっちつかずのこともしばしば起こるんだよ。そうしたときは、その患者さんがいまどのような社会環境におかれていて、どのような生活を望み、ひいてはどのような人生を送りたいのかが、治療選択の上で重要な問題になることがある。

う〜ん。よくわからないなぁ。

例えば君が会社の社長さんで、君が働けなくなると困る人がいっぱいいるとする。また子供がまだ小さいとする。それでも医師としては当然、寿命が縮むようなことは絶対に勧められないよね。

心臓の病気（対話編）

そうだね。

でも、多少治療に伴うリスク（危険性）は高くなるけれども、それがうまくいけばその後はかなり安心できる社会生活を送れるような治療と、治療に伴うリスクは低いけれども、比較的その病気が再発してしまう率が高い治療。この2つがあるとしたら、どうする？

そんなのわからないよ〜。

そう簡単に答えは出ないし、もちろんいま君が答えを出す必要はない。でも、もしそういう局面があったとしたら、それは医療者の判断だけで答えを出すべきことではなくて、医療者からの情報や意見をよく聞いたうえで、最終的には患者さん自身が決めることだということはわかるよね。

そうかなぁ………。

このことは、また「治療」の話のところで一緒に考えてみようね。話を不整脈に戻すと、不整脈という病態は、簡単には説明できないことが多い。医師も苦労することが多いんだ。診断や治療のためのガイドラインがコンピュータで調べられる、医療者向けのCD-ROMも出されているくらいだ。患者の性別や年齢・合併症や症状などについて、コンピュータ画面の上に出る質問に応えて入力すると、適切な治療法が選べるというものまであるそうだよ。

35

面白そう。先生の「虎の巻」だね。

そういわれるとちょっと困るけれども………。むしろ「カン」を頼りにする占いとは違うという意味で、科学的な方法だと考えてほしいなぁ。

ほかに循環器内科が扱う病気にはどんなものがあるの？

これまで話した高血圧症、高脂血症や、それにより起こることが多い虚血性心疾患（心筋梗塞、狭心症）や心不全、それから不整脈が主なものだけれど、その他に比較的多いものには下肢閉塞性動脈硬化症が上げられるかな。

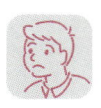

カシヘイソク………。

「下肢」は上肢（手）と区別して脚のことをいうんだ。そこに行く動脈が閉塞してしまうと、心筋梗塞と同様に、今度は脚が壊死を起こしてしまう。放っておくと脚を切断するという治療をせざるをえない場合もある。

やっぱり、循環器科の対象は心臓だけじゃないんだね。

そういうこと。これも動脈硬化が進展することで起こるわけだから、生活習慣病に準じるものといえるかもしれないね。それ以外にもたくさんの病気があるけれども、いま話した病気を含め、僕のいる循環器内科の医者仲間に解説してもらったので、興味があったら読んでみてね。

§3 心臓の病気

《キーワード編》

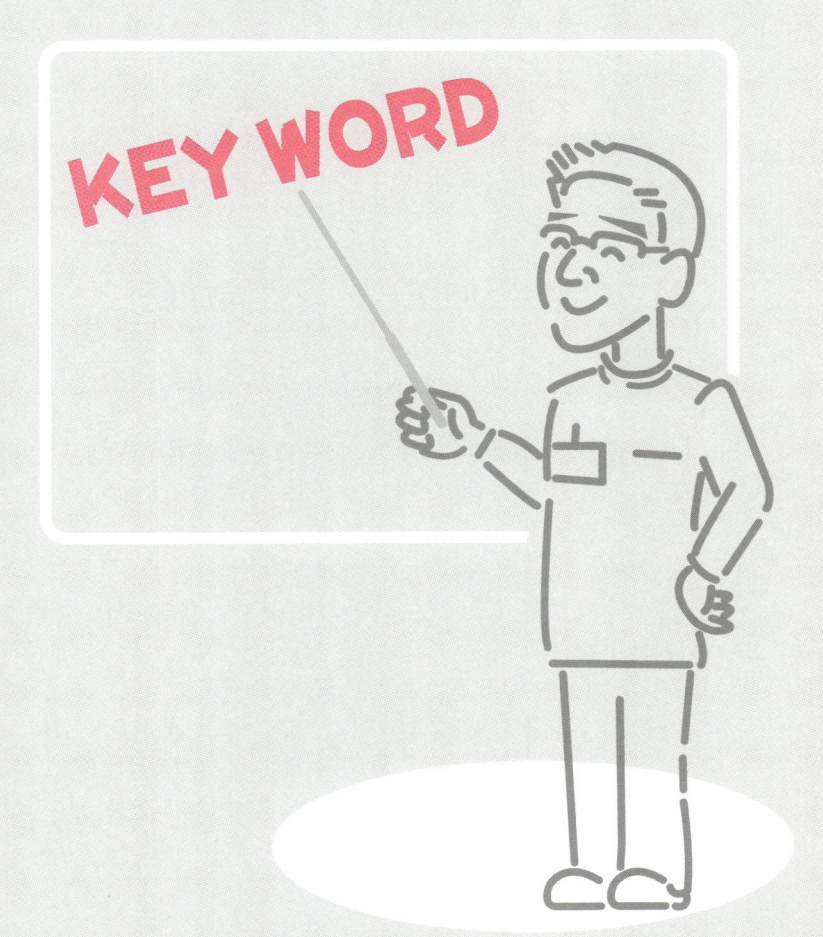

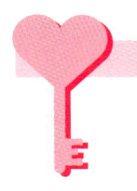

1）高血圧

（1）高血圧とは

　「血圧」とは心臓から送り出された血液が血管壁に与える圧力のことをいいます。

　運動や精神的緊張などにより血圧は変動しますが、病気としての「高血圧症」は、安静時にも常に血圧が高い状態をいいます。異なる日の2回以上の測定で、収縮期圧（心臓が収縮したときの血圧。いわゆる「高い方の血圧」）が140 mmHg以上、拡張期圧（心臓が拡張したときの血圧。「低い方の血圧」）が90 mmHg以上の場合に高血圧症と診断されます。さらに最近、米国の学会から発表された指針（JNC-7）では、120/80 mmHgを至適血圧（ベストの血圧）としています。120〜140/80〜90 mmHgの間を「前高血圧」として、薬を必要とはしないまでも、生活習慣の改善を勧めています。

（2）本態性高血圧と二次性高血圧

　高血圧は「本態性高血圧」と「二次性高血圧」に分けられます。

　本態性高血圧はいわゆる一般的な高血圧のことで、血圧が上がるような特別な他の病気が見当たらない高血圧のことです。

　一方、二次性高血圧は、何か別の病気が原因で、それに伴って二次的に血圧が高くなった状態です。

　二次性高血圧では、まずその原因となる病気の治療が必要で、単に血圧を下げるための治療を行うだけでは、高血圧の背景にある、高血圧の原因である病気が進行してしまいます。ですから、初めて高血圧が発見された場合や、高血圧の方でも、それまで安定した血圧値が急激に上昇してきた場合には、二次性高血圧の可能性について確認する必要があります。二次性高血圧の診断はまず血液検査から始められます。

(3) 高血圧の治療

　高血圧の状態が持続すると全身の血管が動脈硬化を起こし、とくに心臓、脳や腎臓などを障害します。気がついた時には、狭心症や心筋梗塞等の虚血性心疾患や脳卒中、脳血管性痴呆、腎不全などを起こし、命にかかわる取り返しのつかない病気になる可能性が高まります。

高血圧
↓
動脈硬化
↓
心筋梗塞・脳卒中・腎臓病

　本態性高血圧の治療には生活療法（食事・運動療法、減量、禁煙）と薬物療法があります。生活療法だけでは効果が不十分な場合や、虚血性心疾患等の合併症を持つ場合には、生活療法と薬物療法の併用をします。最近の降圧薬は1日1回の服用ですみ、穏やかな降圧作用で、副作用もほとんどないものが主流です。

　一方で、降圧薬と呼ばれる薬の中でも、単に血圧を下げる作用だけではなく、高血圧でダメージを受けやすい心臓や腎臓などの重要な臓器を直接保護する作用があるものも多く開発されており、それが降圧療法の主流になりつつあります。

●降圧目標〔収縮期血圧（高い方）／拡張期血圧（低い方）〕
　若年、中年者　：130/85 mmHg 以下
　60　歳　代　：140/90 mmHg 以下
　70　歳　代　：150～160/90 mmHg 以下
　80　歳　以　上：160～170/90 mmHg 以下

血圧は、たとえば病院で測ったときだけ目標値に達していればいいわけではありません。常に安定した値を保つようコントロールする必要があります。

　最近は家庭用血圧計も普及しています。自宅で安静時の血圧が測定できるので、病院で血圧を測ると緊張して血圧が高くなってしまうようなこと（これを「白衣高血圧」と呼びます）との鑑別も含め血圧管理に有用と考えられています。ただし、正しい測定法（カフを正確に巻くこととか、続けて2回測定するなど）で、かつ決まった時間や姿勢で測ることなどには留意しなければいけません。実際、家庭で測定した血圧は病院の診察室で測定した血圧よりも低い値になるのが普通といえます。リラックスした環境では、血圧が下がるためです。ですから家庭での血圧の正常値は、お示しした診察室での血圧の正常値よりも低めに設定され、125/80 mmHg以下を目標とします。

　ただし、家庭で自己測定した血圧のわずかな変動を過剰に心配し、医師に相談なく処方されている降圧薬を勝手に増減するのは危険です。

　血圧を下げることそのものが高血圧の治療の目的ではありません。高血圧によって引き起こされる脳卒中や心臓病などの重大な病気を防ぎ、長く健康を保つことが高血圧の治療の本当の目的なのです。「明日の健康のために、今日の血圧を管理する」ということです。

2）高脂血症

（1）高脂血症とは

　血液中には中性脂肪、コレステロール、リン脂質など何種類もの脂質が存在しています。その中でも病気に関連して重要なのが中性脂肪とコレステロールです。この中性脂肪やコレステロールが過剰な状態を「高脂血症」と呼びます。

　その原因としては、遺伝的な要因、食べ過ぎ、運動不足、肥満、糖尿病、腎臓病などがあります。

　高脂血症が重度の場合は、まぶたの上に黄色く脂肪がたまったり、アキレス腱が異常に太くなる症状が現れますが、通常の高脂血症では、自覚症状や外見上の異常はありません。しかし体の中では、全身の血管の壁にコレステロールが蓄積したりして狭くなり、動脈硬化がじわじわと進行しているのです。高脂血症やそれに続く動脈硬化の恐ろしい点は、本人が知らないうちに病気が進行することであり、心筋梗塞や脳卒中という重病が発症してはじめて気づかれることも多くあります。ですから、定期的に健康診断を受け、自分のコレステロール値を知り、もしその値が高くなり始めたら、早いうちに数値を下げるべく健康管理をすることが必要です。

（2）高脂血症の治療

　まず、肥満の解消と食習慣などの生活環境の改善を行います。コレステロールを多く含む動物性の食品、とくに卵や肉の脂身は控えて下さい。成人の1日のコレステロール摂取量の目標は300mg以下です。

　肉のタンパク質自体はかまいませんので、脂身の少ない肉を煮たり焼いたりして食べるように工夫して下さい。植物性の油や魚の油はコレステロールや中性脂肪を低下させます。食物繊維もコレステロールの吸収を抑えますので、多くとるようにして下さい。

41

こうした生活習慣上の注意にもかかわらず、数値の低下が不十分な場合には、それをお薬で補助する治療を行います。それらの治療により血液中の脂質を適正な値にコントロールすると、将来に起こるかもしれない脳卒中や心筋梗塞の可能性を約半分にできることが知られています。

日赤医療センター検査部での正常値
総コレステロール（T-CHO）　：130〜220 mg/dl
LDLコレステロール（LDL-C）　： 60〜140 mg/dl
HDLコレステロール（HDL-C）　： 43〜 67 mg/dl
中性脂肪（TG）　　　　　　　　： 34〜154 mg/dl

ただし、上記はあくまで一般論で、年齢や合併症の有無などにより、目標値は異なります。簡略に中高年者のものを示すと、

コレステロールの治療目標
高脂血症のみの場合：
　　T-CHOを220 mg/dl 以下に
　　LDL-C を140 mg/dl 以下に
高脂血症に加えて他の冠危険因子*も合併している場合：
　　T-CHOを200 mg/dl 以下に
　　LDL-C を120 mg/dl 以下に
すでに狭心症や心筋梗塞を起こしている場合：
　　T-CHOを180 mg/dl 以下に
　　LDL-C を100 mg/dl 以下に

＊：「冠危険因子」とは、心臓に酸素を供給する「冠動脈」に対して悪い影響を及ぼすもののことで、高脂血症の他に、高血圧、肥満、糖尿病、喫煙などがあります。これらの冠危険因子を多く持つほど、狭心症や心筋梗塞になる危険が高くなります。

（3）コレステロールの働きと種類

　実はコレステロールは大きく2種類に分けることができ、一つはLDLコレステロール、もう一つはHDLコレステロールと呼ばれています。LDLコレステロールは別名「悪玉コレステロール」と呼ばれ、増え過ぎると体に悪い影響を及ぼします。これが増えすぎると血管の壁に溜まり動脈硬化を進めます。一方、HDLコレステロールは「善玉コレステロール」とも呼ばれ、過剰に溜まったコレステロールを肝臓に送る働きをします。その意味で高LDLコレステロールを問題とすることが多いのですが、最近は「HDLコレステロールが低過ぎること」をも重視すべきだという研究も多く出されてきています。

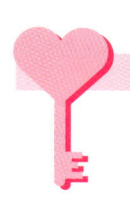

3）心筋梗塞、狭心症

　前項で説明した高血圧症や高脂血症が大きな原因となって発症するといわれる、心臓での重大な病気が「心筋梗塞」や「狭心症」です。

　心臓は、人のからだを自動車にたとえると、エンジンにあたる大切な臓器です。エンジンにガソリンを送るパイプが冠動脈（冠状動脈）ということになります。多くの人は自分の愛車のメンテナンスには注意を払っていて、オイル交換などをおこたることはないようですが、そうした人でも自分の心臓に注意を向ける人は少ないようですね。

　実際、心筋梗塞で入院した患者さんにお話をうかがうと、「自分の心臓が弱っているとは思いもしなかった」とおっしゃる方が多いのです。心筋梗塞は日本人の三大死因のひとつで、誰にでも起こりうる病気であることをしっかり認識する必要があります。その認識は、必ずや心臓疾患の予防につながり、仮に不幸にして心筋梗塞にみまわれた場合にも、迅速で適切な対応を可能にしてくれるはずです。

（1）心筋梗塞と狭心症の違い

　人の血液は「動脈血」と「静脈血」に大きく分けることができます。全身に酸素や栄養を運ぶのが「動脈血」で、その酸素がからだのいろいろな部分で使われた後の、酸素に乏しい、黒っぽい色の血液が「静脈血」です。

　心臓は、静脈血を汲み上げ、それを肺へ送り込んで酸素を再び血液に取り込み、酸素が含まれることにより真っ赤な色になった動脈血を全身に送り出す、筋肉でできたポンプです。からだを安静にしている時には、1分間に約50～70回、規則正しく収

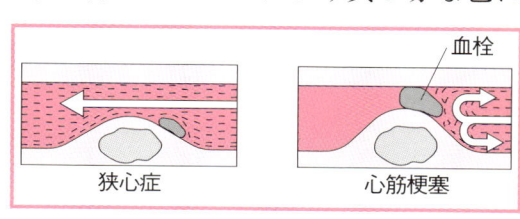

縮と拡張をくり返します（これが脈拍です）。しかし運動している時にはその脈拍は跳ね上がり1分間に170回にもなります。ですから、心臓は全身に血液を送るだけではなく、心臓自体も多くの酸素を必要とします。

　冠動脈は、心臓自身に酸素を運ぶ血液を送る大切な血管で、かたちが王様のかぶる冠に似ているところからそう呼ばれます。

　冠動脈は「左冠動脈（前下行枝と回旋枝）」と「右冠動脈」という太い血管からなっていて、この3本の動脈と、それがさらに分かれた細かい血管が心臓全体を包んでいます。

　この冠動脈の内側が狭くなって、心臓に十分な血液を送れなくなった状態が「狭心症」と呼ばれ、運動時に胸が痛くなったり、ドキドキするといった症状が現れはじめます。

　それが更に進んで、冠動脈が完全に閉塞すると、心臓に血液がいきわたらず、心臓の一部が壊死に陥ってしまいます。この状態を「心筋梗塞」と呼びます。

　心筋梗塞は、それが起こってからどのくらいの時間が経過したかにより、その対応も変わってきますので、その時期によってさらに分類されます。発症から1週間以内が「急性心筋梗塞」と呼ばれ、1～2週のものを「亜急性心筋梗塞」、そして3週以後経過したものを「陳旧性心筋梗塞」と呼びます。

(2) 動脈硬化と危険因子

　心臓は人の臓器の中でも大切なもののひとつであることは、誰でも納得いただけると思います。その心臓を動かすための大切な冠動脈が、どうして狭くなるのでしょうか？

　冠動脈に限らず血管の壁は3層の構造になっていますが、この層の中にコレステロールなどが蓄積して動脈が柔軟性を失ってきて（これが「動脈硬化」です）、血管の内側の太さ（内腔）が狭くなってしまうのです。

　コレステロールは急には溜まりませんから、血管は徐々に狭

くなっていきます。正常の太さを 100％ としたとき、これが 25％くらいにまで狭くなると、駆け足や階段を昇るときなど心臓がフル回転すると、心臓が必要とする血液（酸素）を十分に送れなくなります。そして、胸痛（胸部の痛み）や圧迫感などの症状が出るようになります。これらの症状は血が十分でないという意味で「虚血症状」と呼ばれます。ただこの程度の狭さであれば、安静にすると心臓の仕事量が減り、症状は数分で消失してしまいます。ですから逆に「たまたま症状が起きた」というふうに考えてしまう方も多いようです。裏を返せば、ある程度動脈硬化が進まないとはっきりした症状が出ず、気がつかないうちに全身の動脈硬化が進んでしまうということになります。症状がないから安心というわけではありません。

　では、どういう人が動脈硬化を心配すればいいのでしょうか？　数十年にもわたるさまざまな研究から、動脈硬化がみられる人の多くで、次のような特徴があることがわかっています。すなわち、**高血圧、糖尿病、高脂血症**という病気の方、**喫煙者**（これはタバコの本数や含有タール量にはあまり関係ないようです）、**肥満**した方、**高尿酸血症**（痛風）を持つ方、それから血縁者に心筋梗塞の人がいる方（これを「**家族歴**」と呼びます）などです。

　これらの特徴は、冠動脈に危険な問題が起こりやすい要因という意味で、「冠危険因子」と呼ばれます。これらの冠危険因子のうち2つ以上がある方はとくに要注意です。

　ただ狭心症には、こうした生活習慣に起因する動脈硬化が進むことで起こるものの他に、特殊なタイプのものがあります。「異型狭心症」と呼ばれものです。動脈硬化による狭心症と違

●**冠危険因子**
・高血圧
・高脂血症
・喫煙
・糖尿病
・肥満
・高尿酸血症
・狭心症や心筋梗塞の家系

い、運動などの動作とは必ずしも関係なく、むしろ夜間や朝方の安静時に突然の胸痛で目覚めるような症状が典型的です。これは冠動脈が一時的に攣縮（けいれんすること）して細くなり、結果として心臓に血液を送れない状態になるためです。しばらくして攣縮がとれてくると血流が再開して胸痛もとれます。しかし、その攣縮が長く続くと心筋梗塞や危険な不整脈が生じ、生命にかかわる場合もあります。

ですから、「冠危険因子がない」（そういう人は現代社会ではむしろ少数かもしれませんが）といって、狭心症や心筋梗塞の心配がまったくないわけではありません。

（3）心筋梗塞、狭心症の症状

狭心症や心筋梗塞の症状について、少し詳しく説明します。
　胸の中央からやや左の部位に、握りこぶし大以上の範囲で感じる、胸の奥深くの痛みや圧迫感が心筋梗塞や狭心症の症状としては典型的です。しかし、人によっては上腹部や左肩、左上肢、左の背中などが痛む場合もあります。また、喉の奥の締めつけ感を感じたり、奥歯の痛みがあったりする人もおり、耳鼻科や歯科をまず訪れてしまった患者さんもおられるほどです。また、上腹部（胃部）の痛み、嘔吐、冷汗などで胃腸科を受診し、それで時間をとってしまい手遅れになってしまったケースも、けっしてまれではありません。そうした症状が運動にともなって生じる場合には、狭心症の可能性が十分にあります。狭心症や心筋梗塞の症状の部位は、決して左胸に限ったものではありません。とくに冠危険因子を2つ以上持つ方で、上記のような症状があったら、種々の専門科を訪れるよりは、からだ全体をそれまでトータルに診てくれている医師（かかりつけ医）に相談するのが大切になります。

患者さんが自覚する症状から、心筋梗塞と狭心症を区別するポイントは、その症状が続く時間（心筋梗塞では30分以上、狭

47

心症では 5 〜 20 分程度）と、症状の重症度（心筋梗塞では冷や汗が出て本人が死の恐怖を感じるほど強烈ですが、狭心症では圧迫感や軽い胸痛、不快感程度）です。

　もし心筋梗塞と思われる症状があった場合には、直ちに救急車を要請し（自家用車では、患者さん自身が運転する場合はもちろん、ご家族が運転する場合でも危険です）、「緊急カテーテル検査」という検査が可能な医療施設を受診することが大切です。心筋梗塞では、対応の「早さ」がその後の患者さんの生活すべてを大きく左右します。というのは、心筋梗塞では冠動脈の再開通処置が早ければ早いほど心臓のダメージも少ないからです。冠動脈が閉塞した「6 時間以内」に適切な治療を始めるのが理想です。

（4）心筋梗塞、狭心症で受診すると

　先に述べた症状があり、「心筋梗塞かもしれない」と思って病院に来られると、直ちに「問診」を受けます。看護師や医師が病状などを質問しますので、その質問に対してお答えください。胸痛が持続している時には外来が混雑している場合でも、遠慮することなく声をかけてください。その上で、医療者からも心筋梗塞や狭心症が疑われた場合には、以下の処置を受けることになります。もし心筋梗塞の診断が確定すれば、そのまま入院していただきます。

- 心電図（心筋梗塞のごく早期には心電図に異常が出ないこともあり、その場合は 30 分後に再度検査します。）
- 心エコー（心筋梗塞の範囲や心不全・腱索断

●急性心筋梗塞の診療の流れ

急性心筋梗塞発作
↓
救急外来
↓
緊急心臓カテーテル
↓
循環器集中治療室（CCU）

心臓の病気／キーワード編

裂による僧帽弁逆流など合併症の有無をみます。）
・**血液検査**（通常の健康診断で行われる検査項目の他に、血液中の「CPK」や「トロポニンT」という、心筋壊死にともなって出てくる物質の値を測定します。）
・点滴ラインの確保
・胸部レントゲン撮影（心不全の有無をみます。）
・酸素投与（血液中の酸素濃度を高め、心筋の酸欠状態を改善します。）
・アスピリン内服（血液をさらさらにして血栓を防ぎます。）
・ニトログリセリン舌下投与（血圧が低い場合やバイアグラ服用者では行いません。）

　また、「緊急カテーテル」を行う方針が決定されると、鼠径部（足の付け根）の剃毛と尿道バルーン（1～2日間は絶対安静のため）が留置されます。腰が悪いような方は、腕からカテーテル検査を行う場合もあります。また尿道バルーンには、それによる違和感を半日間くらい感じる方が多いようです。

(5) 緊急カテーテル

　瀕死の状態の心臓に一刻も早く血液を送らなければいけないことは、誰も異論はないと思います。つまってしまった冠状動脈の血流を再開させることを「再灌流（かんりゅう）」と呼びます。

　まず、カテーテル検査（冠動脈造影）を行い、閉塞した場所やその程度を見極めますが、緊急カテーテル検査のできる病院まで転送する時間がない場合には、それを行わずに薬で血栓を溶かす方法（血栓溶解療法）を行うケースもあります。しかし、薬だけの治療では、どうした状態がどのように改善したのかの判定が曖昧になってしまいます。

　一方、冠動脈造影を行うことで、冠動脈の閉塞や狭窄の状態を知ることができ、緊急時を過ぎた後の治療方針を決定するの

に役に立ちます。社会復帰のためにどのようなリハビリを行うかとか、どのような薬をその後飲んでいただくか、あるいは「冠動脈バイパス術」と呼ばれる外科手術を受けるべきかどうかなどを判断するための、貴重な材料になるわけですね。ですから可能であれば緊急冠動脈造影検査を行う方が、患者さんにとっては有利なことが多いと考えます。

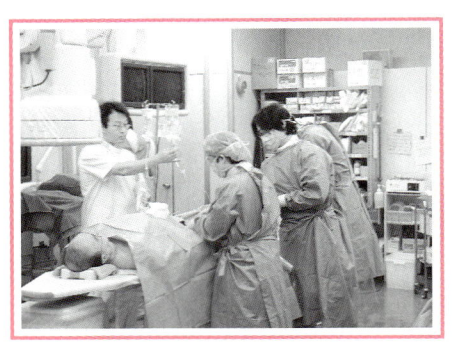

心臓カテーテルの風景

　緊急カテーテル（検査）は、それを熟練した医師（各種の学会で認定指導医、認定医などと認められた医師）が行う限り、その予後（生死、梗塞後の心機能など）が良いことは、多くの医学データから証明されています。また緊急カテーテルによる治療での再灌流成功率は90％以上で、逆に緊急時のカテーテル手技に伴い起こる危険性（リスク）は1％未満です。

　日赤医療センターでは365日24時間、スタッフ（医師、看護師、放射線技師、ME技師）が対応しており、患者さんが来院してから約1時間以内に、緊急カテーテルができる体制をとっています。

(6) 入院時に注意すること

　心臓にかかわる病気の検査・治療を進める上で重要なことになりますので、とくに下記の点についてはご確認をいただきます。1）バイアグラの服用の有無、2）過去における造影剤によるアレルギーの有無、3）胃潰瘍の有無、4）過去における大きな手術の有無、5）過去における脳出血の有無、6）常用薬（内容のいかんにかかわらず）の有無。これらに当てはまる

心臓の病気／キーワード編

方は看護師や医師に申告してください。もちろんこれらのことは医療者が問診の段階で質問いたしますが、念のため。

(7) 心筋梗塞の入院期間と退院後の社会復帰

　われわれ医療者が患者さんに行う治療は、単に「患者さんの命を救うこと」だけではありません。患者さんが危機的な状況を乗り越えた後の生活を、できる限り快適に過ごしていただくことも、われわれは十分意識しながら治療にあたります。また、その意味で、あらゆる病気、とくに心筋梗塞などでは、退院後のフォローアップも欠かせない医療になります。

　退院後の患者さんにとって、それ以前に行ってきたさまざまな社会活動 ── 会社員であれば、それまでどおりの仕事ができるのか、主婦の方であれば、それまでどおりの家事ができるのか ── が可能かどうか、つまり「社会復帰」が円滑にできるかどうかは大きな問題です。

　入院期間や社会復帰の状況は、心臓が受けたダメージの程度により異なります。胸の痛みが起こったのに自宅で我慢してしまい、心筋梗塞発症後6時間を越えてから来院されたような方では、心臓のダメージも大きく、また心不全や不整脈などの合併症も多くなり、入院期間は3〜4週間と長くなります。一方、発症1時間以内に来院した方は1週間程度で退院し、2週間程度で社会復帰できます。

　心筋梗塞を起こしてしまっても、適切な処置を受けた患者さんのほとんどは、それ以前と同様な仕事や家事に完全復帰しています。そのためにも、運動することは心筋梗塞後の精神的なうつ状態を防いだり下肢筋力の回復に役立つなど多くのメリットがありますので、過剰に安静ばかりにとらわれず、医師から許可がでたら1日30分の運動を週3回程度から始めてください。始めの10分はゆっくりした楽な歩行、次の10分は早歩きで少し息が弾み軽く汗ばむ程度の歩行（携帯型心拍数計があれば脈

51

拍が100〜110 /分）、最後にまたゆっくりと楽な歩行（クールダウン）というように、無理のない程度からはじめてください。なお、こうした術後の運動については「心臓リハビリテーション」という呼び方で医学的に検討されていますから、医療者の監視のもとであれば安心して行っていただけます。

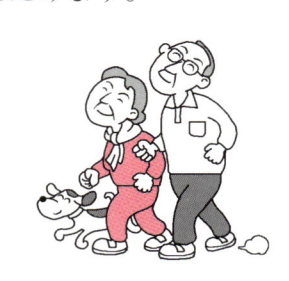

（8）心筋梗塞、狭心症の薬

　お話したように危機的な状況を脱しても、治療の継続は必要なことになります。とくに、再び狭心症や心筋梗塞を起こさないように注意します。（こうした再発の予防を「二次予防」と呼びます。）二次予防のためには下記のようなお薬を継続して飲んでいただくことが多いと思います。

- 抗血小板薬（血液をさらさらにして血栓を防止する。）
- 抗高脂血症薬（動脈硬化をもたらすコレステロールや中性脂肪を下げる。）
- β遮断薬（主に血圧を下げるための薬ですが、心不全や不整脈による突然死を予防する効果もあります。）
- アンジオテンシン変換酵素阻害薬（ACE阻害薬）、アンジオテンシンⅡ受容体拮抗薬（ARB）（これもβ遮断薬と同様に血圧を下げる薬ですが、ダメージを受けた心筋を保護し心臓機能の低下を防ぐ作用も確かめられています。）

　上記に加え、高血圧や糖尿病、高尿酸血症なども併せ持つ人には、それらを治療する薬も必要です。心筋梗塞のダメージの

程度に応じて薬の処方内容や内服期間は異なります。例えば、もともとあまり冠危険因子の少ない方が早期に来院し、緊急カテーテルにより速やかに再灌流を得て心臓のダメージが少なくすみ、また3カ月後または6カ月後の確認造影で再狭窄がないことが確認されれば、常用する内服薬はアスピリンのみになることもあります。しかし、この場合も食事療法、運動療法、禁煙などの生活療法が必要なことは言うまでもありません。一方、治療を受けた病変部位以外にも危険な程度の冠動脈の狭窄が存在したり、心臓のダメージが大きい人では、心不全や突然死の予防、また再梗塞予防のために何種類かの内服薬を長期に継続することが必要になります。

（9）心筋梗塞、狭心症の薬で起こりうる副作用

　薬にはその患者さんにとって役立つ作用があるのはもちろんですが、同時に患者さんのためにならない、悪い作用（いわゆる副作用）を持つことは、けっしてまれなことではありません。医師はそのことも十分留意して処方し、かつ患者さんの経過を注意深く追っていきます。以下に心筋梗塞や狭心症後の患者さんに使われる薬で予想される、代表的な副作用について説明します。

- 抗血小板薬：皮膚に出血した後のような青い斑点ができやすくなることがあります。また鼻血が出やすくなることがあります。また、薬の多くは肝臓あるいは腎臓に対して悪影響を及ぼすことはご存じだと思いますが、心筋梗塞や狭心症の薬としては、塩酸チクロピジンという薬が肝障害を起こしやすく、この薬の使いはじめでは、血液検査をして肝臓の状態をチェックします。
- 抗高脂血症薬：まれに筋肉障害を起こすことがあり、さらにまれですが腎不全を起こすことがあります。やはり、使いはじめには血液検査をしてチェックします。

- β遮断薬：喘息の頻度を増やすことがあり、中等度以上の喘息の患者には一般に使用できません。また、時に悪夢（神経作用）やインポテンツを起こすことがあります。
- ACE阻害薬：空咳や咽頭不快感、味覚障害を起こすことがあります。このうち空咳は10人に1人程度の頻度で生じ、これは副作用としては比較的頻度が高いものですから、とくに注意が必要です。

こうした症状が現れた場合には、投薬中止を含めた対処をしなければなりません。まずはすぐに医療者にご相談ください。仮に副作用が現れた場合でも、多くの場合は同様の作用を持つ別の薬を使うことで対処が可能です。例えばACE阻害薬で空咳が生じるような方や、予想される方では、同様の効果が期待できる他の薬（アンジオテンシンⅡ受容体拮抗薬）に変更していただくことにより、心臓の治療を止めることなく副作用を改善することができます。

4) 心不全

(1) 心不全とは

　ご存じの通り心臓は全身に血液を送るポンプです。静脈や肺から血液を汲み上げて、動脈から全身に血液を送ります。このポンプが弱くなり、静脈からの血液の汲み上げが悪いと、血液がうっ滞（滞ること）して足がむくみます。また、肺からの血液の汲み上げが悪いと、肺に血液がうっ滞して息苦しく感じます。さらに、動脈から全身へ十分な血液が送られないと、全身のだるさを感じます。これらを総じて「心不全」と呼びます。

　こうした息苦しさやだるさといった症状は、坂や階段を昇ったりするなど、心臓に負担がかかる動作をすると強くなります。このような症状のある方は、心不全の疑いがありますので循環器内科にご相談下さい。

(2) 心不全の原因

　ポンプとしての心臓が弱る原因には様々なものがあります。「心不全」と診断されるような症状が現れる場合は、その根底に重大な心臓の病気が存在することが多いのです。代表的なものとしては、心筋梗塞、狭心症、心臓弁膜症、不整脈などの疾患が心不全の原因となります。

　ですから心不全を治療するためには、まず診察や検査を行って、心臓を弱らせている原因（疾患）を診断し、その原因に対して治療をします。

(3) 心不全の検査・診断

　まず患者さんが、むくみ、息苦しさ、だるさなどの症状で循環器内科を受診すると、まずその症状が心不全（心臓が弱ったことにより生じるもの）か否かをしらべます。そうした症状が出る原因疾患は必ずしも心臓の病気ばかりではありません。た

とえば腎臓が悪くてむくみが出ることもあり、肺が悪くて息苦しいこともあります。だるいのは貧血のためかも知れません。ですから、診察、胸部レントゲン撮影、心電図、血液検査、尿検査などで心不全の有無を判断します。それで心不全が強く疑われたら、その原因を探る意味も含めて必要に応じて、心エコー、24時間心電図（ホルター心電図とも言います）、心筋シンチグラムなどの検査を行い、心不全か否かや、その原因の心臓病が何であるかを診断します。

　心筋梗塞、狭心症、心臓弁膜症、不整脈などは、その重症度に応じて治療方法が異なります。個々の患者さんに適切な治療法を決めるためにも、精密な検査が必要です。検査の内容によっては短期間の入院をしていただくこともあります。入院が必要な検査としては、心臓カテーテル検査、心臓電気生理学検査などがあります。

(4) 心不全の治療

　心不全と診断された場合の治療法には、
　1）食事、運動、禁煙などの生活療法
　2）外来通院での内服薬治療
　3）入院をしての薬物療法
　4）入院をしての非薬物療法（外科手術を除く）
　5）入院をしての外科手術
があります。心不全の重症度、原因となる心臓病の種類とその重症度、年齢や全身状態に応じて、患者さんごとに適切な治療法を選択します。3）の「入院をしての薬物療法」には疑問をもたれる方もいるかも知れません。普通、薬物療法では、処方箋をもらって薬局で受取り、ご自宅で飲むことになります。しかし心不全に対する薬物療法では、心臓に対する作用が強い薬物療法を行うことが多くあります。とくに重症の心不全や全身状態の良くない患者さんに薬を投与する場合、飲みはじめ、使

心臓の病気／キーワード編

いはじめでは、入院して行うことが必要なときがあります。それぞれの患者さんでの適切な投与量を決めたり、万一の副作用を想定して、それに迅速に対応するために入院していただくのです。また、酸素投与が必要な場合や、薬を持続して点滴する場合には通院での投与はむずかしく、入院していただくことになります。4）の「入院しての非薬物療法（外科手術を除く）」というのは、薬物治療ではなく、かつ外科手術ほど大きな治療法ではないものの、患者さんに対して多少の身体的ストレスを加えるような治療法です。具体的には狭心症・心筋梗塞や下肢の閉塞性動脈硬化症に対するカテーテルを用いた治療（PCI、PTA）や、心臓弁膜症に対する「経皮的弁形成術」、心房細動などの不整脈に対する「電気的除細動」などです。（それぞれの治療法については、「治療」の章で詳しく説明します。）以前は心臓外科の手術を必要としたこれらの病気が、今では外科手術をせずに短期間（3日～1週間程度）の内科入院で治療できるようになりました。

(5) 心不全の予後

　お話したように、心臓に大きな病気を持つことで心不全が起こります。ですから「心不全」と聞くと、致命的な病気と考えがちです。では、「果たして心不全を治すことはできるのか」と、不安に思う方もおられると思います。

　心不全が致命的なのは、残念ながら事実です。ただし、「助かる見込みがない」という意味ではありません。「致命的」というのは、「放っておくと命を落とす」という意味です。ですから、循環器の専門医にかかって、最新の医学にもとづいて適切な治療を受ければ、心不全と診断された方を救えないことはむしろまれです。

　ただし、心不全は虫垂炎やハシカとは違って、手術で切除したり免疫ができたりして、二度とかからないようになる（完全

治癒する）ような病気ではないこともご理解いただきたいと思います。ですから、継続した治療を必要とするのが普通です。正しい治療を継続することで、心不全の症状を取り除き、日常生活も発病前と同じように送れるようになることがほとんどです。
　そのためには、定期的に通院することはもちろん、生活上の注意（減塩、減量、禁煙、適度な運動）や、指示された薬の服薬を継続し、心不全が再発しないように健康管理をしていただきます。適切な健康管理を続けることによって、快適な日常生活を過ごせるようにするのが、心不全の治療の目標です。

5) 不整脈

(1) 不整脈とは

　「不整脈」と総称される病気には、さまざまな種類があります。

　大きくは心臓の拍動が極端に遅くなる「徐脈性不整脈」と、極端に速くなる「頻脈性不整脈」に分けられます。患者さんが感じる症状の例としては、徐脈性不整脈の場合"ドッキン"と、頻脈性不整脈の場合"ドキドキ"と表現される方が多いようです。

　徐脈性不整脈、頻脈性不整脈いずれもさらに多くの種類に分かれます。中には一旦生じると血圧が下がり、意識を失ったりするような重篤な不整脈も含まれる一方、治療の必要のない不整脈もたくさんあります。その診断のためには、医師による精密な診察・検査が必要となります。ですから、動悸がして不整脈をご心配される場合は、病院できちんと検査を行って、実際にどのような不整脈なのかを判定する必要があります。

　不整脈の自覚症状・動悸は人によってかなりまちまちです。重症度や治療の要否は、患者さんの自覚症状の程度からはわかりません。自己判断で重大な病気を見落としたり、逆に不必要な心配をしたりせずに、まずは医師にご相談ください。

(2) 徐脈性の不整脈

　徐脈性の不整脈としては、「洞不全症候群」や「房室ブロック」などがあります。心臓は、収縮の命令を出す指令センターに相当する「洞結節」と呼ばれる組織と、その命令を伝える電線に相当する「刺激伝導系」と呼ばれる組織により、拍動します。この指令センターに相当する洞結節が故障することにより洞不全症候群が起こり、電線に相当する刺激伝導系の不良で房室ブロックが起こります。

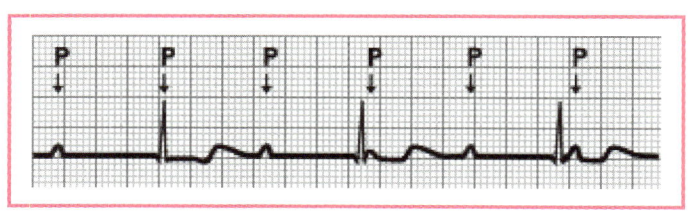

完全房室ブロックの心電図

(3) 頻脈性の不整脈

　頻脈性の不整脈にも、多種多様のものがあります。「上室性期外収縮」や「心室性期外収縮」と呼ばれるものは健康な人にもしばしばみられるものであり、治療を必要としないのが普通です。一方、「心室細動」や「心室頻拍」は、分単位で命にかかわる事態にも至ることもあります。走っている最中やひどく興奮した時に脈拍数が増えるのは当然ですが、何の理由もなく激しい動悸が起きるような時は、病的な頻脈性の不整脈を疑って医師を受診することをおすすめします。とくに、動悸に伴って意識が遠くなる感じや、ふらつき感、冷や汗があるときは要注意です。

(4) 不整脈の診療

　不整脈の種類は多くあるとお話しましたが、それに応じて不整脈治療に使用する薬（抗不整脈薬）は何十種類もあります。患者さんの不整脈の種類に応じて、服用の要否や、服用するのであればどの薬が適切かを判断します。
　これらの抗不整脈薬に共通することとして、何日間か服用して完全治癒させるというよりは、服用中に不整脈を抑えるという作用を持ち、多くの場合は長期投与が必要となります。どの治療でもそうなのですが、とくに抗不整脈薬のなかには無視で

心臓の病気／キーワード編

　きない副作用を持つものも少なくないため、その薬による治療が本当に必要な不整脈なのか、そうではないのかを正しく識別し、無用な薬剤投与は行いません。治療の必要がある場合にも、個々の患者さんごとに、有効かつ副作用を起こさない適切な処方内容を選択しなければなりません。
　また、不整脈はその症状をもたらす原因となる別の心臓疾患があることも多く、その場合にはその原因疾患に対する治療が必要となります。
　不整脈の種類によっては、血液の流れが滞ることで血栓ができ、脳梗塞や血栓塞栓症が起こりやすくなることが知られています。単に「不整脈を治す」ことよりも、そうした疾患を予防する観点から、不整脈の患者さんでは「抗血栓療法」と呼ばれる、血が固まりにくくなるような一連の治療を行うことがあります。
　ある種の不整脈に対しては、カテーテル（治療や検査のために血管などに通す細い管）を用いて不整脈を根治的に治療することが可能になりました。この方法は「カテーテル焼灼術（アブレーション）」と呼ばれており、心臓内の不整脈の発生起源や不整脈の伝導路に、カテーテルを使って人工的な"低温やけど"を作り、異常刺激の出現やそれが伝わることをなくすという治療法です。いわゆる外科手術のような大掛かりなものではなく、局所麻酔で行えますので、現在急速に適応が拡大しています。この方法で治癒が得られた方では、その後の抗不整脈薬の服用は不要となることが通常です。

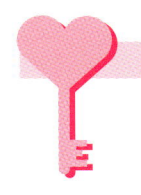

6）心臓弁膜症

（1）弁膜症とは

　人間の血液は心臓と肺、心臓と全身の間を循環していますが、その流れをつくりだすポンプの役割をはたしているのが心臓です。心臓には4つの部屋があって、それぞれの出口に血液の流れが一方向になるための弁（バルブ）があります（大動脈弁、肺動脈弁、僧帽弁、三尖弁）。これら弁に生じる異常を「心臓弁膜症」と呼び、弁の開きが不十分な場合を「狭窄症」、閉じが不十分な場合を「閉鎖不全症（逆流症）」といいます。

　弁膜症のうち比較的多く問題になるのは僧帽弁と大動脈弁の異常です。また、複数の弁に異常がある場合は「連合弁膜症」と呼びます。

　弁膜症の原因はさまざまです。幼少時のリウマチ熱の後遺症によるものや、先天性のもの、加齢によるものなどがあります。

（2）弁膜症の診断と治療

　階段や登り坂を昇るような、心臓に負担を加えるような動作をしたとき（労作時）の息苦しさ（心不全症状）が、徐々にあるいは急に出現することで、病院を受診し、そこで弁膜症と診断される場合が多いです。また、患者さんが自覚するような症状がまったくなく、健康診断時の聴診、心電図、胸部レントゲン写真で発見される場合もあります。弁膜症が何年も何十年もかけて徐々に進行する場合は、仮に障害が強くてもからだのほうが慣れてしまっているためか、患者さんが症状に気づかないことも多いのです。

　弁膜症の診断に最も役立つ検査は、「心エコー（超音波検査）」です。痛みも危険もない検査で、30分ほどですみます。弁膜症の程度が軽ければ、特別な治療は行わず、半年～1年おきに心エコー検査を行って、その進行の度合いを監視するだけで良いこともあります。

しかし重症になるにつれ、薬物治療や、さらには手術が必要となってきます。ですから、軽い弁膜症で「薬はいりません」と言われた方でも、普段から過剰な塩分や水分の摂取を控えること、禁煙すること、肥満を避けるなどの日常生活上の注意に心がけて、悪化させないようにすることが大切です。
　治療が必要な弁膜症と診断された場合、その治療方法にはいくつかのものがあります。内服薬が基本ですが、さらに障害のある弁を直接修復、交替する治療が必要となる場合もあります。
　まず、狭くなった弁をバルーンで拡げる手術があり、これを「経皮的弁形成術」と呼びます。これは比較的患者さんに与える身体的ダメージが少ない方法で、外科ではなく内科に入院していただいて行います。
　また、外科で行う手術として、弁の形を整える方法（弁形成手術）、弁を取り替える方法（弁置換術）などがあります。
　無治療または薬物療法で症状がなくなっていても、定期的な心エコー検査で心臓の機能が低下してきた場合にはこれらの治療が必要となります。ただし、あまりにも心機能が悪化してしまうと、手術を行うことによる患者さんへのダメージが大きくなってしまいますので、手術に最も適した時期をのがさないことが重要で、そのためにも継続した観察が必要です。

(3) 感染性心内膜炎の予防

　弁膜症のある場合は、たとえそれが軽症でも、歯科治療や手術の後などに感染性心内膜炎が起こる危険性が高まることが知られています。感染性心内膜炎とは、何らかの理由で血液中に侵入した細菌が、障害のある弁の付近で増殖してしまい発症する病気です。弁膜症の方が、何かの手術や歯科治療を行う場合には、その前後に十分な量の抗生物質の投与（内服または注射）を行って、感染性心内膜炎を予防することが必要です。かかりつけの医師・病院以外で手術や歯科治療を行う場合は、弁膜症

であることをそれぞれの医師に伝えてください。

　また、特別な歯科治療や手術の後でなくても、万一高熱が長期間続いた場合（38℃以上が1週間以上）は、すみやかに弁膜症を診ている循環器担当医など循環器専門医を受診し、感染性心内膜炎の検査（血液培養や心エコー）を受けてください。早期に診断されれば、抗生物質の点滴で治ることが多いのですが、手遅れになると、後遺症が残ったり、心臓の手術（人工弁置換術）が必要になってしまいます。

7) 心筋症

（1）心筋症とは

　心臓に負担をかける特別な要因（高血圧や弁膜症などの心臓に関連する疾患）がないのに心臓の筋肉自体が弱り、ポンプとしての心臓の機能に障害が起こる状態を「心筋症」と呼びます。

　自覚症状は「息切れ」で、とくに体を動かしているとき（労作時）に悪化します。他の心臓病と異なる特徴としては、心筋症は若い人でも高頻度に起こることです。

　心筋症にもいくつか種類がありますが、主なものでは「特発性心筋症」と「虚血性心筋症」の2つがあります。さらに心臓病に限らず、他の病気が原因（アミロイドーシス、サルコイドーシス、甲状腺機能低下症、脚気などの病気によるものや、血液疾患に対する化学療法などが主なもの）で心機能が低下している場合を「二次性心筋症」と呼びます。

　特発性心筋症には「肥大型心筋症」、「拡張型心筋症」、あるいはごくまれなものですが「拘束型心筋症」があります。一方、虚血性心筋症は、心筋梗塞など冠動脈疾患による心筋障害が原因の場合をいいます。

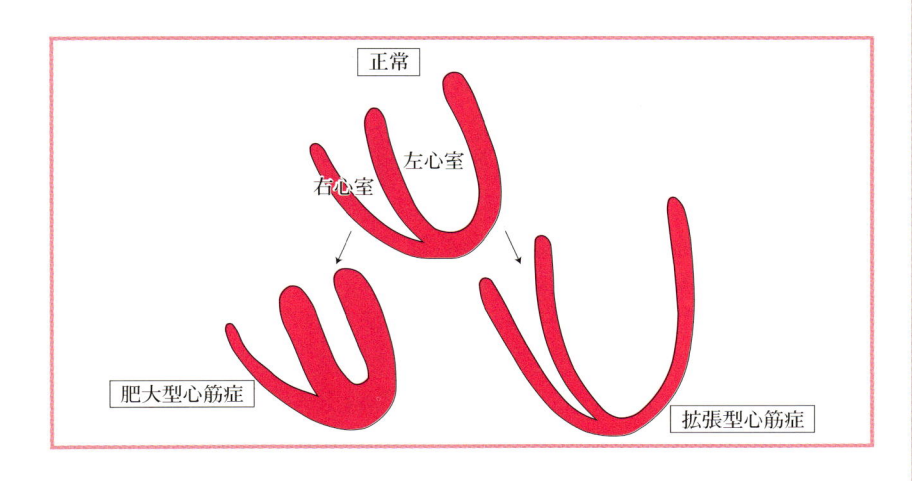

明らかな原因がわかっている心筋症（多くは虚血性心筋症）では、その原因の治療を行うことが優先されます。とくに原因が認められない場合（特発性心筋症）の多くは、適切な治療を行わないと徐々に悪化する「進行性」の病気です。その進行をくい止めるためには長期的な治療（内服薬が一般的です）が必要です。特発性心筋症のうち、高い頻度でみられる肥大型と拡張型の心筋症について、説明します。

(2) 肥大型心筋症

　心臓は筋肉でできた部屋ですが、その部屋のうちの「左心室」と呼ばれる部屋の厚み（心室壁厚）が、全体的または部分的に増大している状態です。なかでも心室中隔という部分だけが分厚くなる場合が多くみられます。

　遺伝子にかかわる話題が連日マスコミに登場する昨今であり、「ヒトゲノム解析」とか「遺伝子治療」といった言葉を耳にされることも多いと思います。実際、遺伝子を解析することで得られる情報が、人間の病気やその治療のために使えないか、という研究が医学のさまざまな分野で行われています。その研究のなかで、肥大型心筋症の原因のひとつとして、心臓の筋肉を構成する収縮タンパクの遺伝子の突然変異が、近年注目されています。ですから、心筋症患者さんの家系には同じ病気を持つ場合が多くみられ、こうした患者さんの肥大型心筋症は「家族性（遺伝性）肥大型心筋症」と呼ばれます。しかしながら、必ずしもすべての肥大型心筋症が「家族性」ということではなく、家系に肥大型心筋症の人がいなくても発症することもあります（この場合は「家族性」に対して「孤発性」と呼ばれます）。

　肥大型心筋症と不整脈とを合併することで、突然死や心不全に至ることもありますが、この病気が中年以降に発症した場合は、一般的にはそれほど悪化せず生活することができます。

　治療としては、β遮断薬など、心臓の過剰な収縮を抑える薬

心臓の病気／キーワード編

などを使いますが、ペースメーカーの植え込みや、心筋焼灼術、心筋切除術、僧帽弁置換術といった、特殊な治療を要する場合もあります。

(3) 拡張型心筋症

　一方、心臓の左心室が大きくなり、その壁が薄くなって、心臓の収縮力が低下した状態の心筋症は、「拡張型心筋症」と呼ばれます。症状としては、呼吸困難などの心不全症状があります。肥大型心筋症のように明らかな遺伝性は認められておらず、現在のところ原因が不明の病気です。

　虚血性心筋症や二次性心筋症とは治療法がやや異なり、それと区別するために冠動脈造影や心筋生検（心臓の筋肉を少し採って顕微鏡で検査する方法です）を含む心臓カテーテル検査を必要とする場合があります。

　治療法は、「アンジオテンシン変換酵素阻害薬（ACE阻害薬）」や「アンジオテンシンII受容体拮抗薬（ARB）」と呼ばれる薬、あるいはβ遮断薬といった薬により進歩しています。しかしながら、それらが効果を示さない場合では、心臓移植の対象となるような重い疾患です。

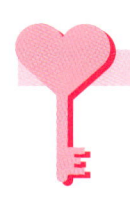

8）急性大動脈解離

（1）大動脈解離とは

　大動脈の壁に内側から裂け目が入るという、大変危険な病気です。裂け目の入った部分の大動脈が、「コブ」ができたように太くなることから、「解離性大動脈瘤」と呼ばれる場合もあります。

　症状としては、裂け目の場所に応じて胸の中心や背中が突然激しく痛みます。狭心症や心筋梗塞では胸が痛むのが一般的なのに対し、大動脈解離では背中も痛むのが特徴的です。

　ほとんどの場合、大動脈解離の原因は動脈硬化と高血圧です。ですから、予防のためには動脈硬化を予防する治療が必要です。血圧やコレステロール値などを定期的に測り、その値によって適切な治療を行う必要があります。肥満の是正や食生活の管理といった日常の地道な健康管理が基本です。交通事故（大動脈解離）を起こしてから後悔するよりも、普段の安全運転（健康管理）に心がけるのが大切なのと同じです。タバコが良くないことはいうまでもありません。必要に応じて高血圧や高脂血症に対する薬物療法を行います。

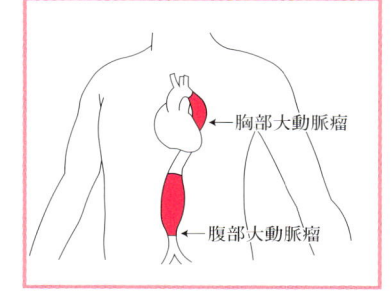

（2）急性大動脈解離の検査、治療

　そうした健康管理を怠った場合、大動脈解離は突然に重い症状で現れ（急性）、その治療は一刻を争います。緊急に心エコー、CTスキャンやMRIなどの精密検査を行い、即入院し、集中治療を行います。ときとして緊急手術を行わなければ、命にかかわることもあります。

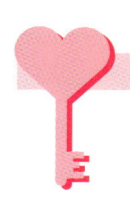

9）肺動脈血栓塞栓症

（1）肺動脈血栓塞栓症とは

　肺動脈が、血栓（血のかたまり）などによって詰まってしまった状態を「肺動脈血栓塞栓症」と呼びます。多くの場合、骨盤や太ももの奥にある静脈内の中にできた血栓（深部静脈血栓）が、血流に乗って肺動脈に運ばれ発症するものが大多数を占めます。血管を詰まらすものは血栓だけではなく、まれに空気や羊水、腫瘍細胞、脂肪、組織、寄生虫などで肺塞栓症が起こるケースもあります。

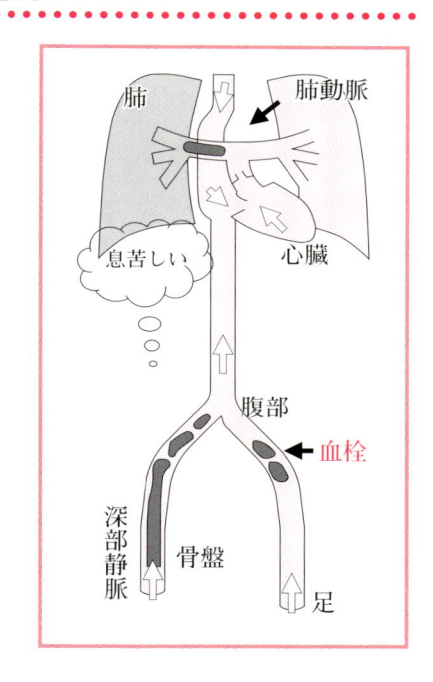

（2）肺動脈血栓塞栓症の症状

　突然の息苦しさ、胸痛が主ですが、血栓の詰まった範囲の広さにより、軽い症状のみの場合から、失神、けいれん、ショック死に至る重篤なものまで、さまざまです。

（3）深部静脈血栓のできる仕組み

　肺動脈血栓塞栓症の多くは下肢の深部静脈血栓が原因です。では、その危険な深部静脈血栓はどのようにしてできるのでしょうか。

たとえば長時間姿勢を変えずに座った状態（あるいは寝た状態）でいると、血流の滞った静脈内の血液が血管の中で固まってしまうことがあるのです。「エコノミークラス症候群」という言葉が一時マスコミを賑わせましたが、航空機内のエコノミークラスの旅客でこの深部静脈血栓症が多くみられたという報告から、この名前が知られるようになりました。しかし、座席のクラスに関係なく、また航空機内に限らず、電車、バスによる長距離の移動、あるいは劇場などでの座ったままの姿勢や、入院中など長期に寝たままの姿勢を保つことにも、同様の危険性があるとされています。
　また、水分が不足して血液が濃くなり過ぎることも、血液が固まりやすくなる要因の一つです。例えば炎天下で一日中しゃがんで庭仕事をしていたために深部静脈血栓症になる人もいます。

（4）肺動脈血栓塞栓症の原因

　とくに次のような病気や症状・状態などがある方で、肺動脈血栓塞栓症が起きやすいといわれています。
 1 ）過去に深部静脈血栓症やその他の肺動脈血栓塞栓症を一度でも起こしたことがある方。あるいは家族に起こした方がおられる場合。
 2 ）下肢静脈瘤、悪性腫瘍、心不全、心筋梗塞などの疾患を持つ方。
 3 ）妊娠中、あるいは出産直後の方。
 4 ）ホルモン療法（経口避妊薬を含む）を行っている方。
 5 ）大手術（とくに婦人科、整形外科）を受けた方。
 6 ）血液の病気（真性多血症や血小板増多症など）のある方。
　こうした方が、先に述べたような長時間の同一姿勢を取ると、肺動脈血栓塞栓症を起こす危険性がより高まります。

（5）診断と検査

　自覚症状などから来院され、以上に述べたような状況（背景）があることがわかれば、肺動脈血栓塞栓症を疑い、検査します。心電図、動脈血液ガス分析（腕または鼡径部の動脈から、血を採って測定します）、胸部X線、血液検査、心臓超音波検査（心エコー）、肺換気血流シンチグラム、ヘリカルCTなどが診断に有効です。

　医師がそれを「肺動脈血栓塞栓症」と自信を持って診断できる最も信頼性のある診断（確定診断）方法は、入院して行う肺動脈造影です。しかし、程度の軽いものや慢性的に徐々に進行するタイプでは、診断が困難な場合も少なくありません。

（6）治療法

　ショックなどを起こす重症例では、カテーテルと呼ばれる細いチューブで血栓を吸い取る方法や、場合によっては緊急手術による血栓除去が必要なこともあります。比較的軽症の場合は、血栓予防薬の点滴や内服薬で治療します。

　下半身に深部静脈血栓が残っている場合は、肺動脈血栓塞栓症を予防するために、深部静脈の上流にある下大静脈に「下大静脈フィルター」と呼ばれる傘の骨組みのような構造の網を設置して、血栓が肺にまで流れていかないように防御する方法もとられます。

（7）自分でできる予防法

　とくに先に述べたような病気や状態がなくても、長時間の乗り物による移動の際は、適度に水分を取り、アルコール類は控えるようにしましょう。水分不足（脱水）は血液を固まりやすくしてしまいます。また、乗り物の中でも、可能な限り足の運

動を積極的に行いましょう。仮に座ったままでも、下肢を少しでも屈伸させたり、ふくらはぎをマッサージすることも、予防には有効です。これらによって、下肢の静脈の流れを良くすることが大切です。

　入院患者さんなどで、寝たきりの姿勢を保たなければいけない場合は、とくに深部静脈血栓症発生のリスクのある方は医師にあらかじめ相談し、対策をこうじてもらってください。可能な限り手術後早期の歩行再開が望まれますが、弾性ストッキングの着用や血栓予防薬（内服か点滴）を使うほうがいいと判断されれば、その指示に従ってください。

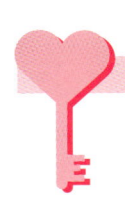

10）下肢閉塞性動脈硬化症（ASO）

（1）下肢閉塞性動脈硬化症とは

　脚（下肢）へ血液を送る血管が動脈硬化によってせばまり、下肢の血行障害を起こす病気です。

　足のしびれ感・冷感（冷たい感じ）や歩行時に、脚が一時的に痛む（痛くなったり治まったりをくり返すことから、「間欠性跛行（はこう）」と呼ばれます）程度の軽いものから、足の変色、あるいは壊死（えし。血液が行かなくなって腐ってしまうこと）を起こす重症例まで、さまざまな段階があります。

　放置して進行してしまうと、足を切断する手術が必要になることもあります。長く歩いたり坂道を昇ると、下肢が痛んだり、はったりする程度でも、仮に普段は何ともなくても、そうした軽症のうちに医師に相談してください。

　実は、同じような症状（間欠性跛行）を示す病気に、「腰部脊椎管狭窄症」というものがあります。この場合の治療は整形外科で行われますが、歩行時に一時的に脚が痛むような場合は甘く考えずに、ともかく医療施設を受診して下さい。

（2）下肢閉塞性動脈硬化症の治療

　軽症なうちならお薬で対応します。また、軽症の患者さんでは運動療法がたいへん有効です。人体の適応能力はすばらしいもので、定期的な歩行運動により、下肢がより血液を求めるようになり、その需要に応じて下肢の血流の供給が増加します。まずはマイペースで平地を歩き、下肢の痛みなどの症状が出現するまでの歩行距離を測ります。その距離の8割（たとえば500メートルで下肢が痛くなる場合は400メートル）を歩行します。そこで3分間の休憩をして、また同じ距離（400メートル）を歩きます。これを毎日数回くり返してください。

　ちなみに、こうした運動療法は、単に一人の医師が経験的に生み出したものではなく、医学的・科学的なデータから導き出

されたものです。ですから、薬を飲むことと同様に、あるいはそれ以上に有効な「処方」ですので、運動療法を指示されたら、それをきちんと行うようにお願いいたします。

　一方、重症例では、運動療法やお薬だけで病気を完全に治すことはむずかしい場合があり、手術も念頭におきながら治療します。患者さんの身体への負担を比較的与えない治療方法として、「下肢動脈形成術（PTA）」があります。カテーテルという細い管を血管の中に通し、血管の狭い部分をひろげる治療法です。この治療は内科に数日間入院するだけで済みますので、最近さかんに行われています。

　しかしながら、下肢閉塞性動脈硬化症の根本的な原因は、多くの循環器疾患と同様、やはり動脈硬化です。ですから血圧、体重、コレステロール値のコントロール、禁煙、適度な運動といった、普段の健康管理が何よりの予防策です。

§4 心臓の検査

《対話編》

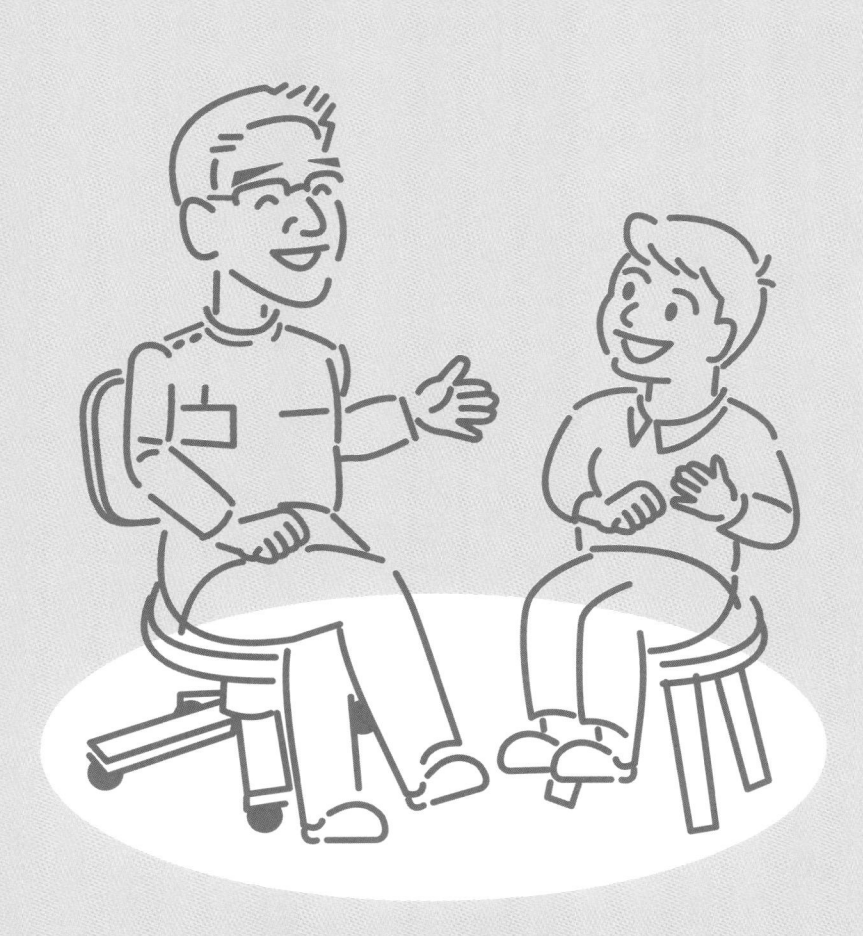

1）まずは「問診」から

じゃ、循環器科の病気について一通り説明したけれども、次のお話しは………。

病気の「治療」についてだね。

それが違うんだな。治療の前に、まず「検査」をしなきゃね。

え〜。だってもう「病気だ」ってことはわかってるんだから………。

それはいま、病気についての説明をしたからだよ。実際は患者さんが「痛い」とか「苦しい」とかの何らかの苦痛があったとしても、「それが本当はどういう病気なのか」を調べないと、治療は始まらないんだよ。

それはそうだけれど………。

では質問。高血圧症や高脂血症はどうやって診断するの？

この病気は、自覚症状がない場合がほとんどだから、検査をして………。あっ。

そうだろう。とくに症状がでにくい病気をつかまえるためには、検査は不可欠なんだ。

心臓の検査/対話編

でも心臓の辺りが痛ければ、それは心臓の病気でしょ？

もちろんその可能性は高い。だから、われわれ医師がまず患者さんにいろいろなことを尋ねる「問診」は重要な検査の一つなんだよ。どこが痛いかとか、どのように痛むのかとか。それから、それまでにどんな病気をしたことがあるのかとか。規則正しい生活を送っているのかそうじゃないのか。どんな食生活を送っているのか。タバコは吸うのか吸わないのかとか。

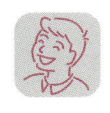

リスク・ファクターだね！

その通り。そうした情報を得ることが、正確な診断をするには必要なことなんだ。それから家族の方がどのような病気をしたことがあるのかも重要だね。

遺伝のこと？

それもあるにはある。循環器の病気の中では、とくに「肥大型心筋症」は遺伝する病気である可能性が高いんだ（家族性肥大型心筋症）。だから、ご家族で肥大型心筋症を持つ方がいて、それで心臓にかかわるような症状があれば、まず肥大型心筋症を疑うことは必要だね。でも、それ以外にも、同じ家庭で暮らしているわけだから、同じ食事をするなど、生活習慣にかかわる共通点が多いのが家族の特徴だから、それも含めて家族の病気のことも、問診で聞いておかなければならない重要なことがらなんだ。ちなみに僕たち医療者は、「いま診ている患者さんが、それまでにどのような病気をしたこ

とがあるのか」を「既往歴」、「ご家族にいままでにどんな病気があるのか」を「家族歴」と、特別な呼び方をして、重視しているんだよ。

2) 生命の質、生活の質を保つために

でも、心臓の病気の場合は一刻を争うことも多いでしょう？問診している余裕はあるのかなぁ？

その通りだね。それに患者さんが気を失っているなど「失神状態」「ショック状態」のときは、とても問診なんかできないし、その余裕もないことが多い。その場合は患者さんの生命を救うことを最優先して、緊急に処置をしなければならないね。
しかし、個々の患者さんの詳しい背景を考慮して治療法を選択することは、治療後の患者さんの生活の質を高く保つために大切なんだ。

「生活の質」？

英語で "quality of life（クォリティー・オブ・ライフ、QOL）" というのだけれども、医師・医療者は、単に患者さんの生命を救うことだけを考えるのではなく、その後に、いかに患者さんがよりよい人生を送ることができるかをも考えなくてはいけない。そうしたことがらを QOL という言葉で呼んで、患者さんの生活の質を落とさないように気をつけて医療を行うことに対する関心が、ここ二十年くらいの間に非常に高まっているんだよ。

心臓の検査/対話編

- それまでは、QOL のことを考えていなかったの？

- そうじゃないよ。でも、かつての医療技術の水準が、患者さんの生命を救うのが精一杯だったという段階だったとすれば、その進歩により、ここ何十年かでようやく、医療者も患者さんも、医療によっていかに高い生活の質が得られるかを、きちんと考える余裕ができてきたということは、いえると思うね。

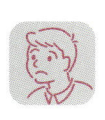

- ふ〜ん。

- 患者さんの治療後の人生（予後）を高めるためには、可能な限りきちんと検査をして、適確な診断を行い、それにより患者さんのからだ全体に不要な負担をかけないようなやり方で治療をすることが必要なんだ。だから、検査というのは非常に重要なことなんだね。

- でも、病院に行くのは苦痛をとってもらうためなんだから、そこで治療しないで検査ばかりされてしまうと、「本当にこの検査は必要なの？」と思ってしまうよ。

- って、おじいさんは言っていたの？

- えへへ。

- 医師が十分な検査と診断をしなかったために、結果として不適切な治療行為をして、それにより（病気のせいではなく）患者さんに障害が残ってしまったとする。どう思う？

79

困る。

もちろん、それが起きないように治療するのが医師の責任だし、そのためには医師は最善の努力をしなければならない。それでも、例えば急性の心不全患者で十分な検査をする時間的余裕がないまま治療にあたらなければならない場合、とくに高齢者など心臓以外のリスクも高い患者さんだと、予想しなかったことが起きることがある。心臓の負担をとる目的で血圧を下げる治療を行ったところ、脳の血流が低下して脳硬塞を引き起こす可能性もあるんだよ。心臓がなんとかよくなっても、手足に麻痺が残ってしまっては残念だよね。

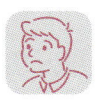

恐いなぁ。

急性でやむを得ない場合もあるけれども、そうじゃなかったら、心臓やそれ以外の臓器の検査もきちんとして、患者さんのからだがどうなっているのかをきちんと見極めた上で、慎重に治療をするのが患者さんのために一番いいことなんだ。

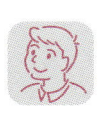

わかりました。

3）楽な検査、つらい検査

でも、君のおじいさんが「検査ばかりしている」と言うのも、わかるような気がするな。

心臓の検査/対話編

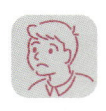

えっ、どうして？

実は検査の中でも、かなり患者さんのからだに負担をかけるものがあるんだ。単に面倒くさいとか、時間がかかるといったことだけではなくて、患者さんにとって少しつらい検査もあることはあるからね。

検査なのに、つらいの？

君だって注射は好きじゃないだろう？

うん。でも予防接種は必要なことだし………。

そうなんだ。医療によって患者さんが得られるであろう利益があるとして、しかしその利益を得るためには、ある程度覚悟しておかなくてはならないリスクが、やはりあることを忘れてはいけないんだ。予防接種をすることで得られるであろう予防効果という利益（ベネフィット）に比べたら、それに伴う注射の痛み等のリスクは小さいから、そこで初めて君は予防接種を受けるわけだね。そうした利益とリスクとを天秤にかけて、その上で利益がリスクを上回る場合に、初めてある医療行為は行われるべきなんだよ。

なんか、株の話みたいだね。「ハイリスク・ハイリターン」なんて、おとうさんよく話しているよ。

う〜ん。少し似たところはあるかもしれないね。

でもいくら「つらい」といっても注射程度のつらさでしょ？"チクッ"とするぐらいだったら、我慢しなきゃね。

残念だけど、やっぱり、それじゃ済まないことも多い。これは「治療」でも共通することだけれども、医療者は、患者さんの負担が大きい検査を「侵襲的」検査、それほどじゃないものを「非侵襲的」検査と呼ぶ。

シンシュウテキ………？

患者さんを「侵し、襲う」という意味だね。

聞いただけでも恐い言葉だなぁ。

もし問診も検査の一種だとすれば、問診は一番患者さんの負担が少ない検査——「侵襲度が低い」検査だね。

でも、お医者さんと話すのは、好きじゃないなぁ。

おいおい、僕も医者だよ。じゃ、侵襲度が一番高い検査はなんだろう。例えば心筋梗塞を診断するのに一番つらい検査はなんだと思う？

心臓の検査/対話編

ちょっと想像がつかないけど………。

それは心臓の血管を剥ぎとって、それを細かく輪切りにして狭窄（狭くなった部分）を見ること。

わぁ、そんなことして大丈夫なの？

ははは。もちろんそんなことしないよ。そんなことしたら患者さんは死んでしまう。でも「確実に心筋梗塞だ」ということはいえるよね。

そんなぁ。

だから、そんなことをせずに、いかに患者さんのからだに負担をかけずに、かつ確実に診断できるのかを目的に、現在も検査法・検査技術が開発され、日々進歩しているんだよ。しかも一種類だけではなく、複数の検査を行うことで、より確実な診断ができるよね。だから、検査の種類は、はじめに話した診療科目の種類同様、どんどん増える傾向にある。

でも、それじゃ、いつまでたっても治療できないよ。

そうだね。一つの検査だけを行って確実に診断できれば、それがベストだよね。もちろん医師や医学者はそれをめざして、正確な検査法を開発する努力をしている。でも「これだけでいい」という検査法の開発はむずかしいんだよ。だから複数

の検査を組み合わせて、確実な診断をすることを心がけているんだね。

でも、いまいったように検査の中にも患者さんのからだに負担をかけるものもある。一般的な検査の流れとしては、まずはじめに患者さんのからだになるべく負担をかけないような検査から開始して、それにより大きな疾患が疑われたら、その検査を行うリスクと、検査によって得られるだろう情報の価値とを天秤にかけて、より侵襲度の高い検査を行うんだよ。

だから、まずは侵襲度の低い問診から始めるんだね。

そう。問診も、とくに患者さんの症状がつらいときにはむずかしいこともある。だから、前にも話したような「かかりつけ医」の先生が、事前に十分患者さんのことを知っていれば、急な症状が出たときでも、すぐに医師は対応できるんだね。かかりつけ医の先生が教えてくれる情報は、僕たち専門医にとっては重要なものなんだ。だから………、

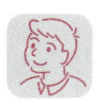

「患者さん自身の専門医をみつけること」だね。

そういうこと。そんなふうに、侵襲度の低い検査からはじめて、徐々に疑われる病気の範囲を狭めていって、必要に応じて侵襲度が比較的高い検査も行いながら、その患者さんの病気が何かという診断を下す（確定診断）。こうした「ふるいわけ」の過程を、僕たちは「スクリーニング」と呼んでいる。

患者さんはその間は「まな板の上の鯉」だね。

古い言葉を知っているねぇ。実際、君のおじいさんの言うように、「検査ばかりして」と思うのは、その検査が「何を調べるための検査か」ということが、患者さんに十分伝わっていないことから起こる不満でもあると思う。とくに患者さんにとってつらい思いをする検査だと、患者さんは強くそれを感じるだろうね。僕たち医療者は、患者さんがそんな感じを持たないように、これから行う検査内容を十分に説明し、患者さんがそれに納得された上で検査を行い、また、その検査結果を迅速に患者さんに伝える努力を怠ってはいけないんだ。

それが「インフォームド・コンセント」だね。

よくおぼえていたね！　そうなんだ。インフォームド・コンセントは、単に治療するところだけではなく、検査の段階から医療者の念頭に置かれなければならないことなんだよ。

4）「医療の根拠（エビデンス）」とはなんだろう？

次の章で、循環器の病気に関して行われる検査を、いくつか説明するのだけれども、その前にもうひとつ説明しておきたいことがある。君は飲み込みがいいからね。"EBM"という言葉を聞いたことがあるかい？

コンピュータの会社の名前？

хаはは、そうじゃないよ。EBM は "evidence based medicine" の頭文字をとったものなんだ。

85

エビデンス・ベースド・メディシン？

そう。エビデンスは「証拠・根拠」、ベースドは「基づいた・裏づけされた」、メディシンは「医療」。続けると………、

「根拠に、裏づけされた、医療」。

そういうことになるね。「リスクと得られる利益を天秤にかけて」という話をしてきたけど、実際に検査や治療を行う場合、それによって起こる副作用や患者さんに対する苦痛などのリスクにしろ、その医療によって得られる利益にしろ、それは最終的には「やってみなければわからない」という側面があるよね。予想の範囲を超えないわけだから、正確な言い方をすれば、「こうむるであろうリスクと、得られるであろう利益を天秤にかけて」ということになる。だから、「いずれも推測の域は出ない」というのが医師や医療者としての率直な表現なんだね。

なんて、いい加減な………。

うん。君のいまの感想のとおり、「いい加減」な印象はまぬがれないと僕も思う。普通の患者さんなら「インフォームド・コンセント」を得るどころか、「医師は信用できない」と思っても仕方ない。だから医療者は、あくまで推測の域は出ないけれども、しかし、医療者として責任を持ってそう推測できるに足りる「証拠」をきちんと示して、患者さんに納得していただく必要がある。患者さんからインフォームド・コンセントを得るためには、医療者側は「証拠」を用意しな

心臓の検査/対話編

ければならないということを示す言葉として、EBM という言葉は、とくに最近われわれ医療者の間では重視されているんだ。

「最近」ってことは、それまでは何の根拠もないのに治療していたということ？

そんなことはないよ。では、なぜ最近になって EBM ということが言われはじめたのか、その背景を説明するね。さっき、血圧の話のなかで、高血圧は患者に自覚症状がない場合があり、血圧値を測って、その数値から高血圧症と診断する、と説明したよね。では、その高血圧症と診断する数値はどこで決められると思う？

えらい先生が決める。

はははは。最終的には高血圧にかかわる先生が集まった「学会」という場所で決められたりはするけれど、それにしたって、「なんとなく高血圧症かな、みたいな」という感じで決まるわけではないよね。

う～ん。

では、どうやって決めるか。それにはいろいろなやり方があって、一概に「これによる」とはいえないけれどもね。例えば日本人は「欧米諸外国に比べて血圧が高く」、かつ「欧米諸外国に比べて脳卒中が多い」という話を最初にしたよね。

でも、血圧が下がることで脳卒中が減った、という話だったよね。

そうなんだ。でも、「血圧がゼロ」だったら、人間は生きていけないよね。

からだに血が回らなくなってしまう。

だから、ひとまずは、「ほかの国なみに血圧を下げることを目標にしよう」という考え方は成り立つよね。

真似をするんだね。

「真似」っていう言葉は好きじゃないけれど、いい点はどんどん真似すべきだよね。もちろん基準を決めるのはそれだけじゃないし、とくに外国を参考にする場合、注意しなければいけないことに「人種が違う」ということがある。同じ人間でも人種によって大きく異なることがあって、とくに医療に関しては大きな問題になることが多い。また、血圧以外にも脳卒中にかかわるような生活習慣の違いも、たくさんある。そうしたことをひとつひとつ検討しながら、たくさんの研究者が意見を出しながら、最終的な「日本人の血圧の基準値」が決まるんだ。そのひとつひとつの根拠のことを………、

「エビデンス」というんだね。

そう。そうなんだ。そして、そうしたことは昔から行われてきたんだよ。

じゃ、なんで「いまさら、EBM」なのかなぁ。

いまの血圧のように、たとえば日本人の平均血圧と欧米人の平均血圧を比べる、というような大規模な調査を「疫学調査」と僕たちは呼んでいるのだけれど、こうした調査は簡単ではないことは想像できるよね。

日本人、アメリカ人全員の血圧を調べて、計算して………。

「全員」というわけではない。じゃ、何人調べればいいのかというのは、これは医学だけではなく「統計学」という分野で研究されているんだ。それにしてもかなり多くの人数を集めた、大規模な調査になるよね。しかも、そうした疫学調査は、一時期だけ行えばいいわけではなく、何年も、場合によっては何十年にもわたって一人一人の患者さんのデータが追跡されなければならない。

どうして？

だって、「血圧の低下が、脳卒中による死亡率の低下につながった」というためには、長い経過を追わないといえないことだよね。高血圧症といっても、ある年齢になって突然血圧が上がるわけではなく、徐々に上がっていくものだよね。また、多くの人数で「全体として血圧が下がる」場合も、突然血圧が下がるわけではなく、徐々に徐々に下がる。また、仮に血圧が高くても、脳卒中というのは多くの生活習慣病と同様、やはり高齢になってからのほうが頻度が高いから、高血圧と脳卒中が結びつくまでには時間がかかる。比較的若い年

齢から高血圧だったことが高齢になってから脳卒中を起こすのであれば、若い世代から血圧を上げないように注意した世代が、高齢になったときに脳卒中の頻度が低いということを示さない限り、「あなたの血圧を抑えることが、あなたの脳卒中を予防した」とは言えないわけだね。そうすると、その証拠を固めるためには………。

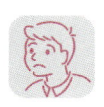

何十年もかかるよね。

そう。だから「エビデンス」と一言でいっても、それを集めるのは大変なことなんだ。「江戸時代からの日本人の平均血圧の統計」なんて、あると思うかい？

あったら、面白いだろうね〜。

本当だね。でも、比較的古くから知られている血圧というデータでも、「エビデンス」と言っていいほどまでに信頼できる数字が上がっているのは、せいぜい明治維新以降、ひょっとしたら第2次大戦後以降だろうね。

最近になって EBM がいわれるようになったのは、最近になってようやく「エビデンス」と呼ぶに足りる情報が集まってきた、ということなんだね。

そういう側面もあると思うね。もちろんそれ以外にも医学の進歩、生物学の進歩、統計学の進歩、それから忘れてはならないことにコンピュータの進歩があいまって、医師が自信を持って勧められるような医療のエビデンスがそろってきた、ということだね。逆に言えば、昔と違って現在はエビデンス

がかなりしっかりと存在しているわけだから、医療者は常にそのエビデンスを参照し、頭にしっかり入れておいて、それらを駆使して、ある医療行為が本当にその患者さんのためになるのかを予測して考え、またその情報は患者さんに伝えられなければならない。

つまり「EBM を、インフォームド・コンセントをとりつつ行う」ということだね。

素晴らしい。説明したかいがあったなぁ。

でも、そうすると病院の先生は、常に勉強してエビデンスを知っておかなければならないね。

そうなんだよぉ。しかもエビデンスはどんどん新しいものに更新されているんだ。医師はいつも宿題を抱えているようなもんなんだね。

5) 検査法の進歩

検査方法が日々進歩していることは、話したよね。

うん。それは、より正確で、かつ患者の負担が少ない（侵襲度の低い）検査をいかに開発するか、という目的にそって研究されているんだよね。

その通り。でも、話したように、検査方法一つひとつも、やはりエビデンスが積み重ならないと、「この検査結果は正し

いものだ」とは言えないんだね。次の章で説明する検査 ── 心電図や心エコー、運動負荷心電図、心筋シンチグラム、冠動脈造影、電気生理学的検査 ── は、すでにその検査が普及してからかなりの年月が経っており、その検査自体の評価も確立している、かなり一般化した「循環器に関する検査方法」なんだ。多少なりとも、患者さんに負担が大きい検査も中にはあるから、これらの検査を行うと先生に言われた患者さんやご家族の方には、ぜひ読んでおいてもらいたいものだよ。

だから、どの病気でも行う「問診」という検査項目の説明はないんだね。

そう。同じような意味で胸部エックス線（レントゲン）写真や血圧・脈拍検査もとくに説明していない。けれども、これらの検査は循環器の病気を知るためには不可欠な検査だからね。また、やはり次の章では説明していないけれども、その患者さんに心臓の病気があるかどうかを知る目的での、特殊な血液検査の項目がある。君は血液検査で、例えば肝臓に病気があるかどうかを知ることができるということは知っているかい？

うん。おとうさんは GOT（AST）とか、GPT（ALT）とか、γGTP とかいった検査の数字を気にしているよ。

うん。そうだね。同じように心臓（心筋）に病気があるときにだけ、血液中に溶け出してくる成分があるのだけれども、それを調べることで心臓に病気があるかどうかを知ることができるような物質を、一般に「心筋マーカー」と呼んでいて、それを調べることがある。名前だけを挙げると、「CPK」「心筋ミオシン軽鎖」「心筋トロポニン T、I」「H-FABP」といっ

心臓の検査/対話編

たものだね。

血を調べるだけで心臓の病気がわかるのは便利だね。

そうだね。ただ血液検査だけではやはり確定診断を下すことはむずかしいんだ。初診のときに、次の、より大変な検査に進むべきかどうか、早急な治療が必要かどうかの判断のために調べたり、治療の経過をチェックするのに使うことが多いのだけれども、そういう検査もあるんだよ。

他には、これから期待できるような検査方法はあるのかなぁ。

"CT" という言葉を聞いたことがあるかい？

からだの「輪切り」の像を映し出すことができるものだね。

そう。日本語では「コンピュータ断層写真」と呼んでいる。心臓や肺のような「動きのある臓器」では、むかしはこれにより映像を写すことはむずかしかったんだ。でも、技術の進歩やコンピュータの計算速度が速くなることで、CTが心臓の検査としても活用できるようになってきた。さっき冗談で「心臓を取り出して輪切りにする」という話をしたけれども、ヘリカルCTという新しいCTの器械を使うと、ほとんどそれに近いような心臓の立体的な「絵」をコンピュータ上で作ることも可能な段階になっているんだよ。

わぁ、僕の心臓も見てみたいな。

でも、やはりCTの像と、本物の心臓とは違うものだから、CTで得られた心臓の像に、いったいどういう意味があるのかということを、これからまた、たくさんのエビデンスを蓄積して、きちんと調べていかなければならない。ただCTは、比較的患者さんに負担が少ない検査法だから、データの蓄積もされやすい。心臓の画像診断法は、今後一気に進歩していく医療分野だと思うよ。それにより、単に「そこに病変がある」というだけではなく、「そこに、こういう性質の病変がある」といった、質的な診断が画像的にできるようになると、ますます治療がしやすくなっていくと思うよ。

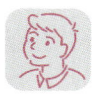

病気になるのを先延ばしにして、長生きをすればするほど、いろいろな技術の進歩の恩恵を受けられるわけだね。

そういうこと。

§5 心臓の検査

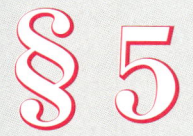

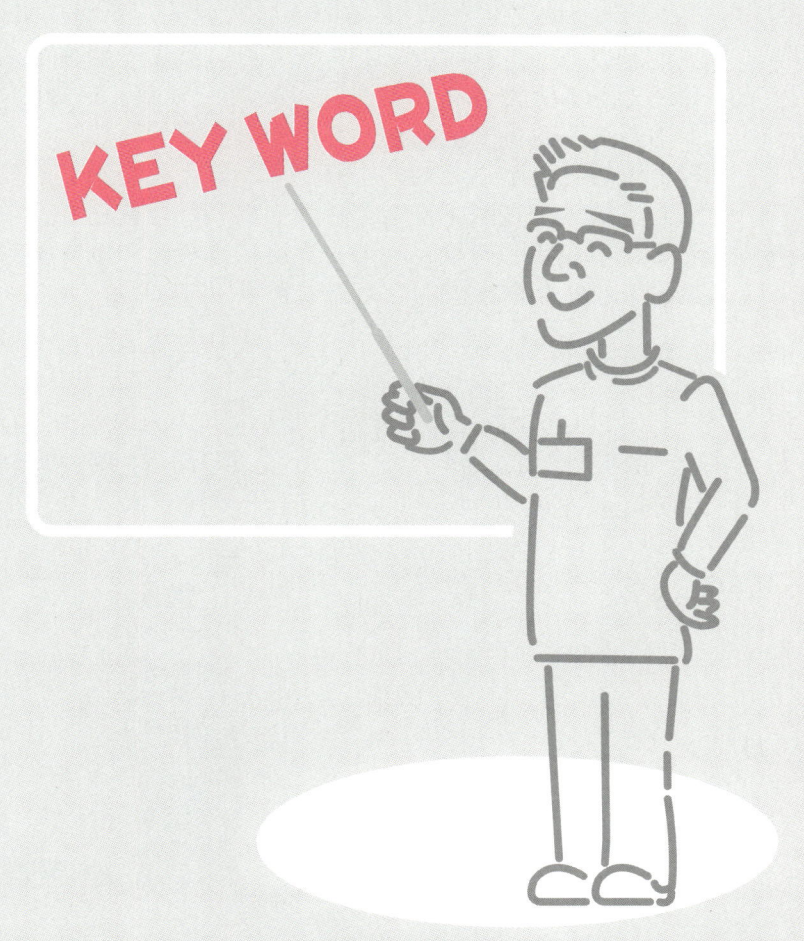

《キーワード編》

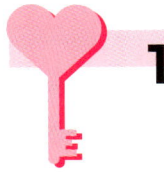

1）心電図

（1）心電図の仕組みと検査目的

　心臓は、全身に血を送る大切なポンプです。そのポンプが一定のリズムをもって、滞りなく動かないと、血液がよどんでしまい、さまざまな病気を起こすことが考えられます。その心臓のポンプとしての役割のリズムをつかさどる系（システム）が「刺激伝導系」と呼ばれる電気的な刺激の一連の流れなのです。この電流をとらえて波形で表示したものが、皆さんご存じの「心電図」ということになります。

　簡単にその流れの道順を述べると、心臓が拍動するリズムを作るおおもとである「ペースメーカー細胞」の組織（洞結節）から発した電気的活動が、心房から心室へと伝わり、心筋が収縮と弛緩をくり返して、心臓がポンプとして働くのです。そうした心臓内の電流をからだの表面につけた電極でとらえて記録します。両手、両足、胸の6カ所に電極をつけて記録する「12誘導心電図」が一般的なものです。

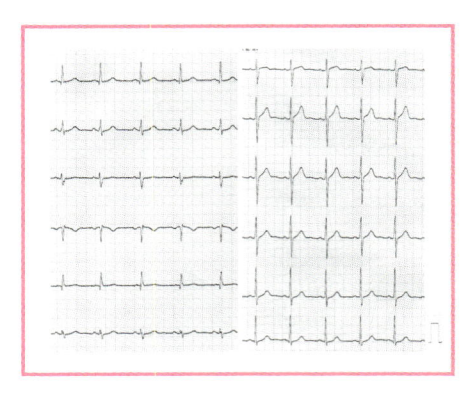

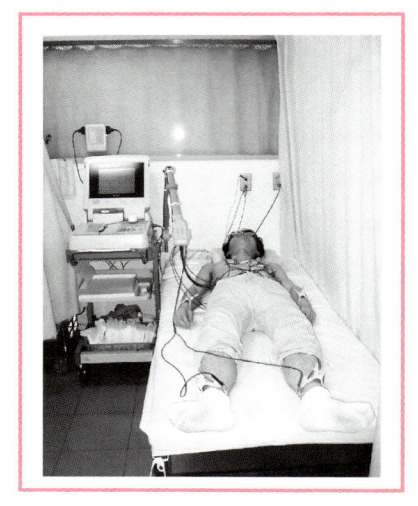

心臓の検査／キーワード編

　検査は、からだに電極を付けるときに少し「ヒヤッ」とするだけで、何の苦痛もなく数分間で終わります。

　図は、心電図記録の一部を取り出したものですが、波形の各部分には P、Q、R、S、T、U などの名前がついています。おおまかにいうと、P波は心房の、Q、R、S、T 波は心室の活動を反映しています。

　実際の心電図を読む作業はかなり複雑であり、一般の患者さんがそれを読めるようになる必要はありません。

　しかし、きちんと訓練を受けた医療者であれば、1枚の心電図から得られる情報はかなり多く、心臓の異常を見るのに不可欠な検査です。心電図で、①不整脈の有無とその種類、②心筋梗塞（急性の心筋梗塞や古い心筋梗塞）、③心臓肥大、④心筋症、⑤心膜炎、⑥血中電解質（カリウムやカルシウムなど）濃度の異常、などが診断可能です。病名や治療方針が、心電図だけで決まることも珍しくありません。

　ただし、狭心症や不整脈といった病気の場合、検査をした時点で患者さんに症状がないと、そこでの心電図は正常であることも多く、心電図が正常だからといってそれだけでは安心はできません。ですから、問診での症状などからそれらの病気が疑われたときには、「24時間心電図（ホルター心電図）」や「負荷心電図（トレッドミルテスト）→3）で説明」などが必要になる場合があります。

(2) 心電図のコンピュータ診断

　最近、コンピュータの進歩と相まって、さまざまな医療機器にコンピュータによる補助診断の役割が加えられています。心電図も例外ではなく、装置に内臓されているコンピュータが自動的に特徴的な所見に名前をつけ印刷されるものがあります。たとえば、健康診断で心電図の項目を見ると「洞性不整脈」、「非特異的 ST-T 異常」、「右軸偏位」といった用語が現れてき

て、医師による総合判定で「異常なし」と言われたはずなのに、これは心臓病の一種なのではないのか、と心配になる方も多いようです。これらは、あくまでも心電図上の特徴を表す「所見」であって、医師が心電図を読めば病気でないとされることがほとんどなのです。コンピュータ診断は「見落とし」を避けるために過剰な診断が多く、やはり最終的には循環器の医師によるチェックが必要です。

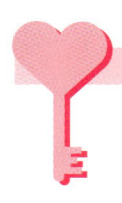

2）心臓超音波（心エコー）検査

（1）心エコー検査の特徴

　皆さんは「魚群探知機」というのをご存じでしょうか？　海の上、船の上から音波を出して、それが魚群に当たって帰ってくる音波をひろうことで、「そこに魚がいる」ということを知ることができます。

　心エコー検査は、それと同じ原理で、からだの表面から、心臓の形態や動態の評価ができ、心機能を客観的に評価することが可能です。とくに弁膜症の患者さんの弁の動きや、心筋梗塞の患者さんの心筋の動きの回復過程、先天性心疾患での心臓内部の異常な血流の観察などに威力を発揮します。

　音波による検査ですから、エックス線検査のような被曝の危険性はありません。痛みや危険を伴わない非侵襲的な検査ですから、多くの患者さんに対するスクリーニング検査としても適しており、すべての循環器疾患に適応があるといえます。妊婦さんに対して、胎児の状態を見るときに使われるくらいですから、非常に安全な検査であることはご理解いただけると思います。ですから、同じ患者さんに何度もくり返して検査することも何ら問題ありません。

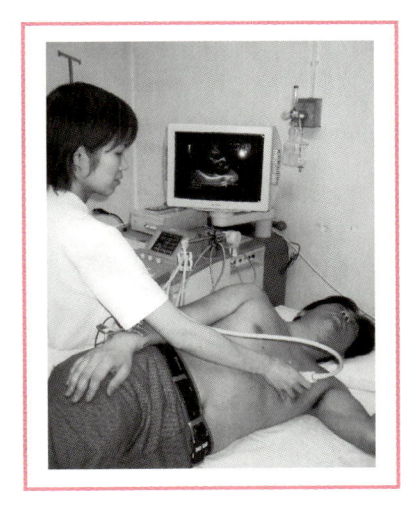

正常例の心エコー図

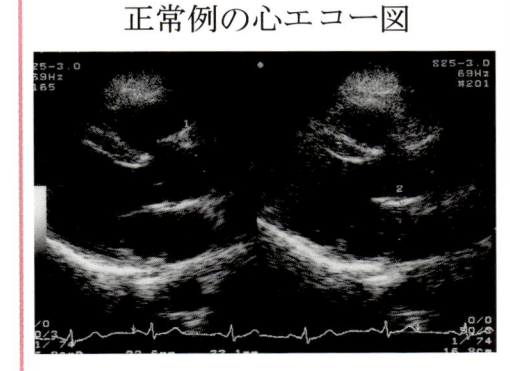

（2）心エコー検査の実際

　実際の検査は、やや暗くした検査室のベッドに横になっていただきます。胸にジェリー状のものを塗り、そこに「プローブ」と呼ばれるペン状の装置をあてがって、モニター上で超音波の画像を得ることができます。また、手首・足首に心電図用の電極を付けます。すべての行程が約30分で終了する検査です。

（3）経食道心エコー検査

　心臓の後面にある左心房などを精密に観察するためには、からだ（胸）の表面からのエコー検査には限界があります。「経食道心エコー」というのは、ちょうど心臓の裏側を通っている食道に「プローブ」を呑んでいただき（この場合のプローブは、細めの胃カメラのようなチューブ状のものです）、食道側から心臓の様子を見るものです。ですから通常の心エコー検査よりは、多少きついはんちゅうに入る検査です。この経食道心エコー検査を受ける日は、朝食は抜いていただきます。

3）運動負荷心電図

（1）運動負荷心電図の目的

　「1）心電図」の項で、たとえ狭心症などの心臓病であっても、症状がない時点での心電図には異常が見られないことがあるとお話しました。この検査は、そういった可能性が高い場合に行う検査です。

　狭心症や心筋梗塞などの虚血性心疾患は、動脈硬化により心臓の血管（冠動脈）が狭くなることにより起こります。この冠動脈の内側が狭くなって十分な血液を心臓に送れない状態が狭心症で、更に進んで血管が完全に閉塞して心臓の一部が壊死に陥ってしまった状態が心筋梗塞です。心筋梗塞を起こす前に、その前段階とも言える狭心症のうちに診断して治療を開始することが大切です。

　ところが、狭心症では、相当重症であっても症状のおさまっている安静時には、普通の心電図検査では「異常なし」と判定されて、見のがされてしまうことがしばしばあります。そこで、患者さんに軽い運動を行ってもらい、心臓に対して「負荷」を加えることで、わざと心臓に血流が乏しい状態（虚血）を引き起こし、その上で心電図の変化や不整脈の有無を記録し、狭心症の診断やその程度を判断するのがこの検査の目的です。もちろんそこで加える「負荷」は、多くの事例や研究の結果から、患者さんの安全を十分確保できる範囲で加えられるものですので、ご安心ください。

（2）運動負荷心電図の実際

　運動負荷を加える方法にはいくつかの種類がありますが、日赤医療センターでは「トレッドミル」と「エルゴメーター」の2種類の運動負荷が可能です。

　トレッドミルというのは、傾きと速度を調整できるベルトコンベアーの上を患者さんに歩いてもらうもので、エルゴメー

ターは、固定してある自転車と同じようなような器械を漕いでもらい、負荷をかけるものです。ともにアスレチック・ジムなどに置いてあるものですので、馴染みのある方も多いと思います。

　運動負荷をかける時は、心電図モニターと血圧計をつけ、医師の監視のもとに行い、運動の強度は、個々の患者さんの運動能力や心肺機能に応じて、適切に設定されます。

　高齢者の場合ではゆっくりと歩くだけで検査を終了することもありますし、若い方、あるいはスポーツマンの方では、上り坂を走るような、かなり高いレベルまでの強い負荷をかけることもあります。大体の目安としては、数分間の運動で、少し汗ばんで、息がはずむ程度です。

　そういう意味で、多少患者さんに負担をかける検査ですので、検査前に十分に問診を行い、安全性のチェックをきちんと行います。その際に、例えば足腰に支障があって速く歩けない方、あるいは検査当日に体調がすぐれない方はおっしゃってください。また、最近狭心症の発作の頻度が増加している方も要注意ですので、その旨をお教え下さい。

　この運動負荷心電図で虚血（狭心症など）が疑われた場合には、薬物治療を開始したり、後述の負荷心筋シンチグラムや冠動脈造影など、さらに精密な検査を進めることになります。

心臓の検査／キーワード編

トレッドミル　　　エルゴメーター

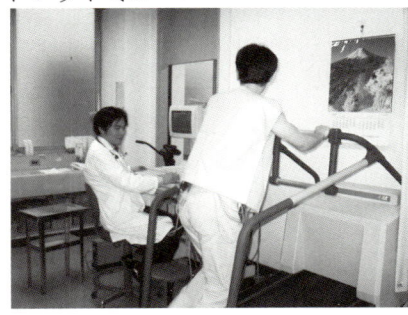

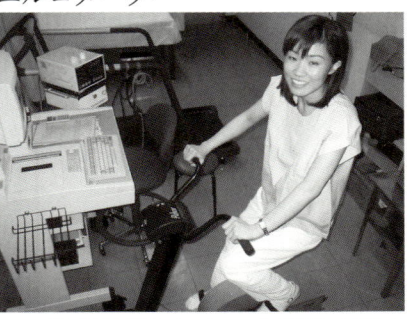

日赤医療センター生理検査室内

狭心症患者さんの運動負荷心電図

運動負荷で心電図が変化しています。→

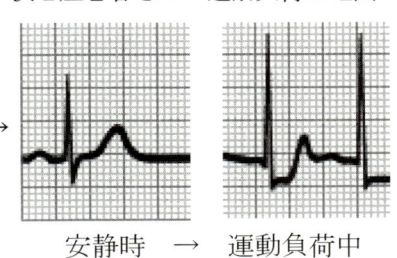

安静時　→　運動負荷中

4）心筋シンチグラム

　運動負荷心電図検査の他に、狭心症や心筋梗塞などの心臓の虚血を判断する検査方法として、負荷心筋シンチグラムがあります。
　「負荷」は、前述の運動負荷心電図と同様、トレッドミル（ベルトコンベアー上の歩行）で加えますが、関節が痛むなどの支障がある場合には、薬を使って心臓に負荷を加える場合があります。
　では、「シンチグラム」とは何かを説明します。「核種」と呼ばれる、ごく少量の放射線を出す物質を患者さんのからだのなかに入れて、負荷前後にそれが心臓のどのようなところへ取り込まれるかを、モニター画面で画像的に観察します。それにより、血流の分布の異常、すなわち虚血の程度や部位を判断することができます。
　この心筋シンチグラムを行う患者さんは、狭心症や心筋梗塞が疑われる方の他に、心臓の代謝や交感神経機能等の評価も可能で、心筋症や心不全が疑われる患者さんも対象になります。
　核種が出す放射線の量は、人体の健康上に全く問題のない程度の量ですので、ご安心ください。その意味で、患者さんへのからだに対する負担が少ない低侵襲の検査であり、医療者の間では「非」侵襲的検査のはんちゅうとして扱われます。そうした心筋虚血を判断する非侵襲的検査としては、もっとも鋭敏かつ正確な診断を下すことができ、運動負荷心電図等で狭心症が疑われた患者さんでも、この心筋シンチグラムにより「異常なし」と判断され、狭心症ではないことがわかったケースも多くあります。ですから、心筋シンチグラムを行うからといって、過剰な心配はしないでください。
　右の図は、心筋シンチグラム記録の実例です。本書ではモノクロ掲載ですが、心臓のなかの血流量に応じて「白→赤→黄→緑→青」と色付けしてあります。青い部分がもっとも血流が少ないところで、運動負荷を加えることにより、矢印部分で血流が不足していることがわかります。

心臓の検査／キーワード編

　負荷心筋シンチグラムで心筋虚血（狭心症等）が疑わしい場合には、薬物による治療を開始するとともに、冠動脈造影など、さらに詳しい検査を進めることになります。

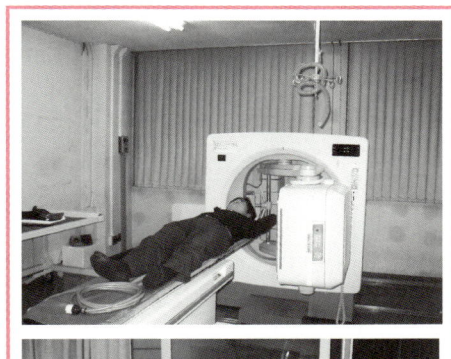

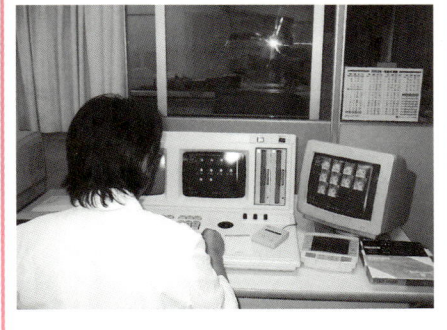

撮像風景

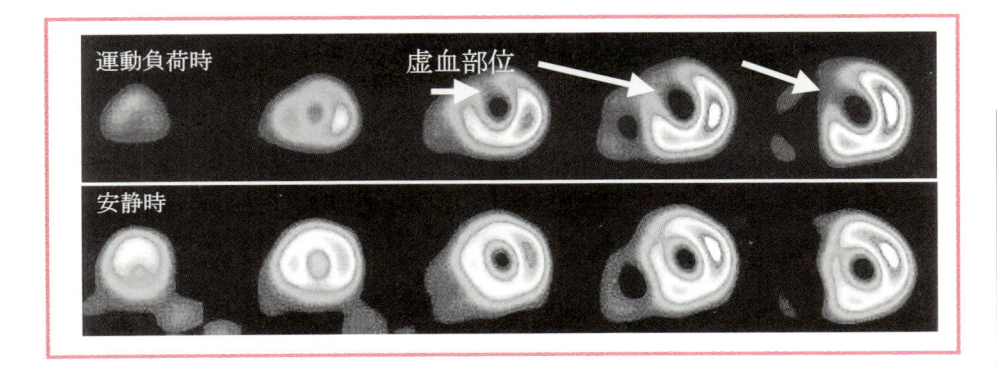

運動負荷時　　虚血部位

安静時

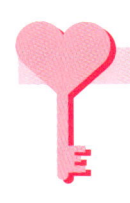

5）冠動脈造影

（1）「侵襲的検査」とは

　ここまでに、「心電図」「心エコー」「運動負荷心電図」「心筋シンチグラム」と、循環器疾患、主に心臓疾患に関する検査について説明してきましたが、以上の検査は医療者の間では「非侵襲的検査」と呼ばれる、患者さんのからだに対する負担が比較的少ない検査でした。それでも、自転車をこいだり、特殊な薬を投与したり、プローブを呑み込んだりと、患者さんには大変なことが多いと思います。

　それにもまして、「自分の心臓には、ひょっとしたら大変な病気があるのではないか」と心配しながらこうした検査を進めるわけですから、患者さんにとってはその「不安」が一番つらい負担かもしれません。ですから、患者さんの負担を取り除く一番のことは、医師や医療者から、現在どういう病気が疑われて、それに対してどのような検査をして、その検査により何がわかるのかを、冷静に聞き、受け止めることが大切です。

　さて、これから説明する「冠動脈造影」は、これまで説明してきた検査とは違い、「侵襲的検査」のはんちゅうとして取り扱われます。つまり、患者さんのからだに一定の負担をかけるという検査ですから、その検査の前には非侵襲的検査を十分に重ね、それを検討した上で行われる検査ということになります。あらゆる医療行為（検査・治療）は、医療者が有意義だと認められない限り行われません。しかし、だからといって、「患者は医療者のいう通りにしろ」ということではありません。とくに侵襲的と呼ばれる医療行為の場合、「それを行うことで得られる良い点（ベネフィット）」と、「それを行うことでこうむる悪い点（リスク）」の両方が必ず存在します。その医療行為をするに当たっては、場合によっては、患者さんが、いまどのような生活を送っており、そして今後どのような人生を望んでいるのかということが、行う医療の方向を選択するときに、重要な要素となります。そうしたことが、医療者だけでは判断でき

心臓の検査／キーワード編

ないことは、おわかりかと思います。ですから、侵襲的と呼ばれる検査については、それが行われる意味についての説明を十分に受け、その検査を行うことで生じる問題点、その検査をしない場合の問題点の両方をよく聞き、納得されて検査に望むことが大切です。

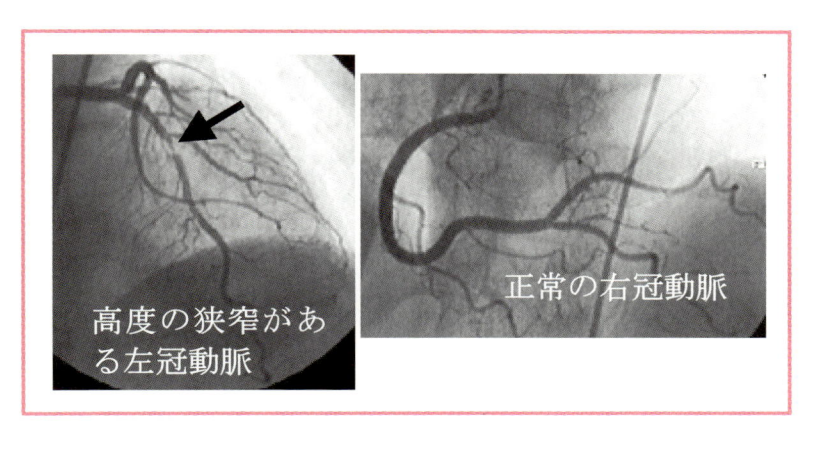

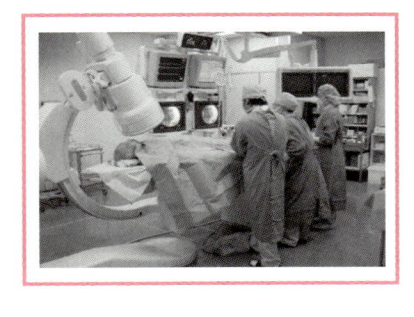

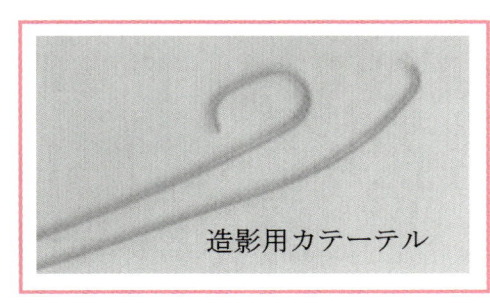

高度の狭窄がある左冠動脈

正常の右冠動脈

造影用カテーテル

（2）冠動脈造影とは

　心臓はからだ全身に血液を送り出すポンプの役割をする臓器ですが、心臓自体も動くためには血液を受け取り、十分に栄養をもらわなければなりません。「冠動脈」というのは、その心臓の筋肉に酸素やエネルギーを供給する大切な血管で、心臓へ血液を送り出す「上行大動脈」という太い血管の最初の枝のことを「冠動脈」と呼びます。左右に一本ずつあり、それぞれ「左冠動脈」「右冠動脈」と呼ばれます。狭心症や心筋梗塞といった虚血性心疾患の場合は、この冠動脈に動脈硬化（アテローム硬化）による狭窄、閉塞、あるいは冠動脈のれん縮（痙攣）が起こります。ですから、その有無や、あるいはそれがどの位置にあるのかを確かめ、治療方針を決めるのが冠動脈造影の目的です。

　冠動脈造影は「造影用カテーテル」と呼ばれるスパゲティくらいの細いチューブの先端を、冠動脈の入り口に挿入し、そこから造影剤を注入して、冠動脈の流れを動画のレントゲンで撮影するという検査です。

（3）冠動脈造影のリスク

　さて、ではそのカテーテルは、どこから入れて心臓の冠動脈の入り口まで到達させるのでしょうか？　それは主に足の付け根（鼠径部）の大腿動脈から、ということになります（その他、肘や手首から行うこともあります）。足の付け根から心臓までですから、かなり長い距離の動脈の中を、カテーテルは旅することになりますが、局所麻酔下で行う検査ですから、検査自体での患者さんの肉体的苦痛はわずかです。

　冠動脈造影が円滑に行われないケースとしては、カテーテルが通過する動脈が閉塞していたり傷がついている場合です。まれに、これにより検査が不可能なことがあります。また、「造

心臓の検査／キーワード編

影剤」という薬を使用するわけですから、その薬をからだの外に排出する臓器である腎臓の機能が低下している患者さん（高齢者や、透析などを行っているような腎臓の病気を持つ方）では特別な配慮が必要です。

　患者さんが心配されることとしては、「そんなに長いものを、しかも心臓の大切な血管まで到達させて、問題はないのだろうか」ということが一番だと思います。冠動脈造影検査によって血管が傷ついてしまうことなどにより起こる可能性のある重篤な合併症として、心筋梗塞や脳卒中、コレステロール塞栓症などがあり得ます。しかしこれは、熟練したスタッフが行えばほとんど起こらない合併症です。私どもが所属する日赤医療センター等の総合病院の循環器専門医は、大学病院などで十分トレーニングされています。例えば日赤医療センターでの冠動脈造影の検査件数は年間約500件と多くの経験を持ち、十分に検査手技には習熟しています。そのスタッフがチームとして対応し、常に慎重な検査を心がけて行っていますので、安心して検査を受けください。

（3）入院期間

　局所麻酔により行う検査ですので、最低でも一泊の入院が必要な検査です。しかし、お話してきたように、患者さんがいくつかの検査を経たうえで、冠動脈造影検査の必要性があると判断されたという意味では、すでにある程度の疾患が、患者さんの心臓に存在することが、十分に疑われているわけです。かつ、その検査自体が、患者さんのからだに負担になるということを考えると、患者さんのからだを医師により検査前後に十分観察することが、安全な検査を行うためには必要と考えます。私どもの施設では3～4日の入院をお勧めし、安全な検査の施行と、検査前後の患者さんの状態の正確な把握を行いたいと考えていますので、ご理解いただきたいと存じます。

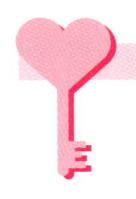

6）心臓電気生理学検査

（1）心臓電気生理学検査とは

　不整脈、あるいは失神発作を起こすような患者さんに対して行うもので、普通の心電図をより精密に行う検査とイメージしていただければよいと思います。この検査は不整脈や失神発作の原因を発見したり、治療効果の判定のために行われます。

　一般に心電図と言えば、手首・足首と胸に電極を貼り付け、体表面からデータを採りますが、心臓電気生理学検査では「心腔内」と呼ばれる、心臓の内側の心電図を記録します。対象となる疾患としては、洞不全症候群、房室ブロック、WPW 症候群などの発作性上室性頻拍、心室頻拍などの患者さんです。これらの疾患で、特殊な不整脈や、不整脈発生時点の心臓の働き具合を調べて治療に結びつけるためには、体表面からの情報量だけでは、十分にそれを見出すことができず、この心腔内心電図が有用になります。

　心腔内心電図を記録するためには、静脈から電極カテーテル（細い管）を挿入し、心臓の中に進める必要があります。この電極カテーテルから心臓に刺激を加えて不整脈を発生させたり停止させたりし、そのメカニズムを調べて適切な治療法の選択に役立てます。

（2）検査の実際

　検査は局所麻酔で行います。一般的には徐脈性不整脈の場合は右鼠径部と呼ばれる脚の付け根から、頻脈性不整脈の場合は右鼠径部と右頸部（右胸の上部）から、静脈注射によりカテーテルという細い管を挿入します。検査時間は約30分程度ですが、複数の不整脈が同時に存在する患者さんの場合や、治療薬の有効性の評価を行う場合には1時間以上かかることもあります。

　検査中に短時間の動悸を感じる場合もありますが、心臓や血管には痛覚の神経がないので痛みは感じません。

§6 心臓病の治療

《対話編》

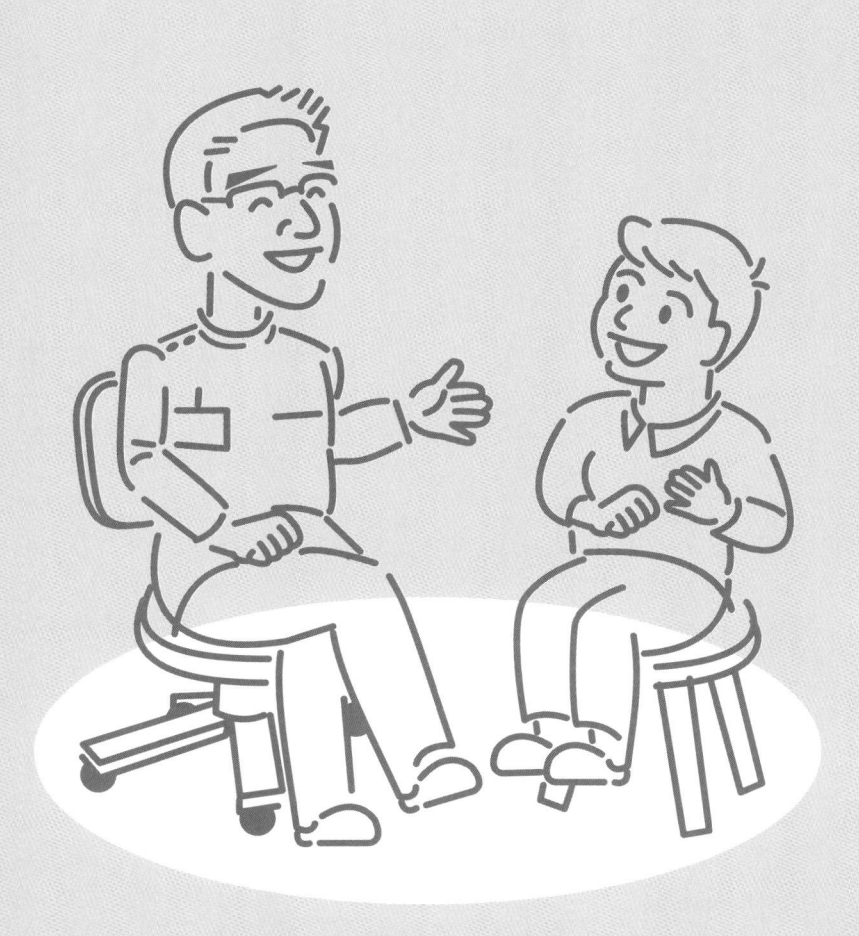

1）予防と治療

これでようやく「検査」の説明が終わったから、次は………、

やっと「治療」の話だね。

それが、そうじゃないんだよ。少しだけ「予防」についてのお話をするね。

え〜。だって、僕のおじいさんはもう病気なんだから、治療の話をしてよ。

もちろん、君のおじいさんだけではなくて、おとうさんやおかあさん、あるいは君にとっても予防の話は大切だけれども、そういうこと以外にも、治療の話をする上で、それを予防と区別する「考え方」を頭に入れておかないと、ややこしいことになるんだよ。

だって、病気になる前にすることが「予防」で、病気になった後ですることが「治療」でしょ。簡単じゃない。

それがそうでもないんだよ。例えば生活習慣病としての高血圧を治療することは、動脈硬化症に対する………、

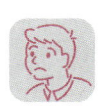

あっ「予防」だね。そうかぁ、ややこしいね。

だから、「この話は治療、この話は予防」と決めつけずに、頭の中で「ある病気の治療＝ある病気の予防」というふうに

整理しながら、ここからの話は聞いて欲しいところだね。さらにややこしいことに、「予防」には二種類のものがあるんだ。

わぁ。もっとややこしくなるの？

予防には「一次予防」と「二次予防」がある。ある病気にならないようにするのが「一次予防」、ある病気になって、それが再び起こらないようにするのが「二次予防」なんだ。だから、君の本来の目的である、狭心症を起こした後に、おじいさんが気をつけなくてはいけないことは再発防止、つまり………、

狭心症の「二次予防」の話になるわけだね。

そうなんだ。だから、「おじいさんに対するいまの治療の内容は………」というふうに、普通は話をするけれども、それは「おじいさんに対するいまの二次予防の内容は………」と、言い換えられるし、そのほうが正確な言い方になるね。

2）急性期の治療

それから、区別しておかなければならないことに、急性期の治療と慢性期の治療がある。循環器科にとって、重要な急性期の治療というのは、やはり心筋梗塞の発作を起こして、病院に運び込まれるような状況だね。

とにかく早く、心臓に血を送らなければならない状態だね。

そう。その状態であれば、治療はすべて「緊急」という言葉が付く。緊急冠動脈造影とか、緊急カテーテルとか、緊急冠動脈バイパス術とか………。

聞いただけで大変そうだね。

とにかく患者さんの救命が最優先される状態だね。それより少し余裕があって、「いますぐ」の必要がなければ、多少ゆっくりとさまざまな検査を行いながら治療の方針を立てることができる。おじいさんの場合、狭心症発作で、それほど危機的な状況になる前にかかりつけ医の先生に診てもらえて、そこからさまざまなおじいさんに関するデータとともに紹介してもらえたから、それまでのデータと、その時点でのおじいさんの症状、われわれの検査の結果を照らし合わせながら、治療方針を決定することができた。かかりつけ医の役割がいかに大切か、ということだね。
いずれにせよ「緊急」と呼ばれる治療は、医療者にも患者さんの状態がよくわかっていないまま、侵襲性の高い治療をしなければならないケースとなる。医療者が気がつかない合併症があると、思わぬ結果を招く危険性は高くなるね。

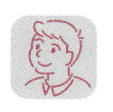

じゃ、「緊急」じゃない治療はなんて呼ばれるの。

まぁ、ケースバイケースだけれども、「緊急」に対しては「待機的」という言葉が用いられることが多いかな。「待機的カテーテル」とか「待機的バイパス術」とか。患者さんに治

心臓病の治療／対話編

療の準備が十分できるまで待機してもらうというイメージだね。

患者が、医療者の側での準備ができるまで、待っているということだね。

医療者側だけではなく、患者さんの側がする準備もたくさんあるよね。この場合の「準備」というのは、いろいろなことが含まれる。患者さんがその治療に耐えられかるどうかの検査を十分に行う準備とか、患者さんやご家族にゆっくり説明をすることとか、より安全に治療を行えるように患者さんに行う前処置とか、もちろん手術であれば、手術室やスタッフ、麻酔等準備すべきことは山ほどあるんだ。

そう考えると、「緊急」ではなく、「待機的」に治療するのに越したことはないよね。

もちろんそうだね。大きな病院の役割というのは、もちろん緊急時に備えることだし、われわれも十分それに対応できる体制はできている。でも、大きな事故とか災害でなければ、可能な限り日頃から健診を受けたり、かかりつけ医の先生に相談したりしながら、緊急じゃないやり方で治療を受けるのがなにより大切だね。

3）侵襲的治療と非侵襲的治療

次に区別をつけておく必要があることに、侵襲的治療と非侵襲的治療がある。

検査のときも、その説明はあったよね。

そう。とくにここでは、心筋梗塞や狭心症などの虚血性心疾患に対する治療について説明するけれども、それには大きく3つのレベルがあると考えてもらっていい。それは、侵襲度の低い順に言えば、薬物療法、冠動脈カテーテル治療（PCI）、冠動脈バイパス術（CABG）ということになるね。

薬物療法はくすりを飲んで治療することでしょう。それはなんとなくわかるけれど、他の2つはどういう治療？

狭心症や心筋梗塞というのは、単純に言えば心臓に血を行きわたらせる血管（冠動脈）が細くなったりつまってしまって、心臓に十分な血が行かなくなる病気だったよね。だから、なんとか心臓に血が行くようにすることが、とりあえずの治療目的になる。強い発作が起きて病院に運ばれた場合、冠動脈造影という検査を受けることがあるけれども、その検査では心臓の血管の「つまり具合（狭窄度）」と「つまった場所」を知ることができる。それにより、患者さんが「心筋梗塞」と呼ばれる段階なのか、「狭心症」という段階なのか、また、その重症度はどの程度かを、知ることができる。そして、その発作に至るまでの患者さんのデータ等を照らし合わせながら、治療の方針を決定するんだね。

ところで、PCIやCABGの説明の前に、君に質問するね。同じような効果があって病気が治るのだったら、楽な治療がい

心臓病の治療／対話編

いかい？　それともつらい治療がいいかい？

それはもちろん、楽な治療だよね。

そうだね。もちろん、どんな人であれ、治療効果が同じならば、できるだけ治療による負担が少ない方を選ぶのは当たり前だね。とくに高齢者の場合や、心臓以外に合併症がある場合は、できるだけ患者さんのからだに負担が少ない治療を選ぶことが必要になる。でも、あくまで治療法の選択は、治療の効果と治療による患者さんのからだに対する負担のバランスによって決めるべきなんだ。

だから、エビデンスが必要になるんだね。

よく覚えていたね。そう、まずはわれわれ医療者としては、治療方法とその効果に関する、可能な限り明らかなエビデンスをそろえなければならない。

それに基づいて、患者さんに治療法の提示をするわけだね。

ところが、そうはすっきりしない場合も多い。君のおじいさんの場合は、結果としてどの治療法を選んだのか知っているかい？

実は知らないんだ、僕は。

117

じゃ、君がもし、君のおじいさんの立場だったらどの治療を選ぶのかを考えながら、PCIとCABGの説明を聞いてね。
PCIは、冠動脈造影検査から引き続いてできるような治療なんだ。「カテーテル」と呼ばれる細い管を、多くの場合患者さんの足の付け根（鼠径部）にある動脈か腕の動脈から入れて、心臓まで届かせるんだ。

そんなに長い距離を通すの？

それがもっとも安全に、からだの外から心臓までカテーテルを通すルートなんだね。そのカテーテルの先には風船（バルーン）があって、それを病気のある、つまった血管のところで膨らます。

わぁ、血管が破裂しないの？

はははは。もちろん安全な範囲はわかっているから、そんな事故は起こらないと保障するよ。

これもエビデンスだね。

そういうこと。そうして広げた部分に、金属でできた筒状のもの（ステント）を入れて、その部分が再びつまらないような工夫をして、治療が終わる。

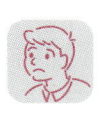

じゃあ、CABGは？

「バイパス」という言葉は知っているよね。

市街地なんかの混雑した道路を迂回して、目的地まで通れるようにつくった道路だね。

そう。CABGというのは、全身麻酔下で胸を開けて、つまった血管を迂回する血管をつくってしまうという治療方法なんだ。

PCIもCABGも、理屈は単純だね。

でも、実際にやることは、すごいことだよね。PCIはCABGに比べると侵襲度の低い治療手段で、内科の医師により行われることが多い治療方法なんだ。一方、CABGは、外科医が行う治療法で、「人工心肺」という装置を使って、いったん心臓を停止させて行うような、大きな手術なんだよ。

4）治療法の選択① 〜症状が出てから検査まで〜

以上、治療方法というものを考えるときに、頭に置いておかなければならないことがらをいくつか説明した。復習すると………。

まず「治療と予防（一次予防・二次予防）」、次に「緊急と待機的」、それから「侵襲的と非侵襲的」。

じゃ、いよいよ君のおじいさんが、どのような治療方法をとったかを、説明するね。

やっとおじいさんの話になったね。

まず、君のおじいさんがどのような状態で、僕らの施設に来たのかだけれども。

学校に行っている間だったから、僕も知らないんだ。救急車で運ばれたのかなぁ？

そうじゃなかったんだよ。君のおじいさんは、よくかかりつけ医の先生とお話しをしていたということだったよね。

うん。なんか友達どうしみたいな感じだった。

そのぶん、あまり先生の指示は守らなかったみたいだけれどね。（笑）高脂血症の薬もあまりきちんと飲んでいなかったみたいだし、タバコもやめてなかったしね。それでも、何かからだに異常があると、きちんと相談していたようだね。

「腰が痛い」とか、少し何かあると、いろいろ相談していたみたいだよ。

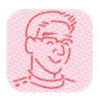

それで、ある日「今朝散歩をして、信号が変わりそうだったから少し走ったら、ちょっと胸のあたりが痛むというか、苦しいというか………」、というような相談を、かかりつけ医の先生にしたんだね。それで、その先生は心電図をとってみたんだ。

それで、異常が見つかったわけだね。

心臓病の治療／対話編

それがそうではないんだね。運動するときに症状が出るような人でも、病院で安静したときにとった心電図には異常が見られないことが多い。安静時の心電図検査は、患者さんが「緊急的」な状態かそうじゃないかをみるための検査だね。だから、心電図には異常がなかったけれども、かかりつけ医の先生は、おじいさんの高脂血症などをずっと診てきたから、狭心症の可能性を考えて、データや症状の内容とともに、おじいさんを僕たちの病院の循環器内科に紹介してくれたんだよ。

それで入院したんだね。

そう。まずは外来通院で精密検査を行ったんだ。緊急的な治療を要するわけではないから、それまでのデータから予想される疾患をゆっくり検査することができた。「検査」のところで話した運動負荷心電図や心エコー、そしていわゆる「検査入院」をして、冠動脈造影へと検査を進めた。

それで「検査漬け」って言ってたんだね。

元気な人ほどそういうんだよ。それじゃ、十分な検査が出来ないまま緊急的な手術を行うのとどっちがいいと思う？

もちろん、十分検査したほうがいい。

そういうことだよね。結局、運動負荷心電図で軽度ながら心電図の異常が現れて、冠動脈造影でも「75パーセントの狭窄」と呼ばれる程度に冠動脈が細くなってしまった部分があった

121

んだ。

「75 パーセントの狭窄」って？

われわれは75パーセント以上の狭窄を「有意狭窄」、つまり、臨床的に問題だという意味を持つ冠動脈病変だと考えるんだ。

ふ〜ん。じゃあ、おじいさんは心筋梗塞だったの？

いや、いや。診断としては、労作性の安定狭心症と呼ばれるものだね。もちろん放置しておけば心筋梗塞にまで至る可能性は十分にある。

じゃ、バイパス術をするの？

それは、しなくてよかったんだよ。冠動脈病変の重症度をみるのに、病変の数で考えることがある。冠動脈は造影検査の画面上では「枝」のように見えるので、おじいさんのように一箇所しか病変がない場合をわれわれは「1枝病変」と呼んでいる。何十年も前の、手術以外に十分な効果のある治療法がなかった時代はともかく、現在では1枝病変の患者さんであれば「CABGの適応はない」と判断されることが多いんだ。CABGはやっぱり侵襲的な大変な治療法だけれども、1枝病変の患者さんでは、CABGとそれ以外の治療との間に、効果において大きな差はないことがはっきりしてきたんだね。

心臓病の治療／対話編

　エビデンスだね。

　そう。これが「3枝病変」であれば、CABGを行ったほうが、予後（QOLや再発、生存率を含めた患者さんの治療後の経過）が良好なことが多くなる。でも1枝病変の場合、少なくともCABGは行わないことの方が多いね。

5）治療法の選択②　～検査から治療法の選択まで～

　じゃあ、おじいさんの場合は、PCIか薬物療法か、という選択になったんだね。

　その通り。もちろん「どちらがいいのか」ということに関しては、医学的な理由やエビデンスから、かなりのことは言える。しかし、PCIもかなり歴史を重ねて、高い安全性をもっているし、薬物療法も、とくに日本人の成績ではかなり良好であることが示されている。「どうしてもこちらでなければならない」という言い方は、僕たち医療者からはできないことも多いんだ。

　でも、患者だってわからないよ。

　患者さんに十分な情報を知らせて、患者さんが納得した上で治療法を選択して、治療を行う、というのが医療の原則であるという話をしたよね。

　「インフォームド・コンセント」だね。

123

そう。でもそれは、当然ながら、「高度な医学的な知識と判断を、患者さんに求める」ということでもなければ、「倫理的・社会的な判断を医師は行わない」という、医療者の無責任な態度でもない、ということを、僕はここできちんと言っておきたいな。

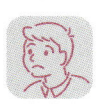

でも、むずかしいね。

うん、むずかしい。おじいさんには、まず、一般的にはおじいさんは、CABGの適応ではないことを説明した。

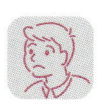

納得した？

うん。ただ、「それでも手術をしたい」という患者さんもおられるんだよ。

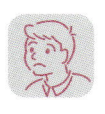

えっ、どうして？　手術が恐くないのかなぁ？

いくら「恐い」といっても、恐いという理由だけで治療から逃げるのはよくない考え方だと思うよ。おじいさんは恐いから手術を選択しなかったわけではなくて、「その必要がない」という医学的な情報をきちんと聞いて、その上で「手術はしない」と決めたんだ。

じゃあ、それでも手術を希望する人はどんな人なの？

心臓病の治療／対話編

比較的若くて（40〜50歳代以下）、運動・スポーツが好きだったり仕事をする上で不可欠だったり（運動選手など）、また社会的な責任が高くて（事業経営者など）、海外に滞在する生活が多いなど継続した通院や服薬が困難な患者さんでは、「手術をしたほうがいい」と判断される場合がある。つまり、多少治療自体の「侵襲度」が高くても、より「確実な」治療を望むような場合だね。

でもそれは、医学的な判断だけではできないことだね。

そうなんだ。患者さんがどのような人生や生活を望むのかをじっくり聞いて、その希望と医療者が持つ医学的な知識や判断をすり合わせて妥当な結論に到達する。これがインフォームド・コンセントのあるべき姿だと思う。

「医者まかせ」では、治療の選択はできないということだね。

そうなんだ。僕らも「患者さんが何を望んでいるのか」がわからないと、何を知らせるべきかがわからないからね。

でも、やっぱりそれは、むずかしいことだね。お医者さんがどんなことを知らせて欲しいのかが、まず患者さんにもわからない。なんでもかんでも話せばいい、というわけではないよね。

実際、診療時間というのは限られている。医療者は十分な時間をとる努力はしているけれども、患者さんも「次の患者さんが待っている」と思うと、「こんな相談をしていいのかなぁ」と考えてしまうらしいしね。

それに医者と患者の関係というのは、「親と子」とか、「先生と生徒」とか、そんなイメージで捉えられていた時代がずいぶん長くて、お互いがまだそれにとらわれているということも、なくはない。でも、こういう問題は、ゆっくり解決するしかない部分もあるよね。少なくとも今回、君とゆっくり話すことができて、君自身は「医療者と話すとは、どういうことか」を知ることができたと思う。そういう世代が増えていくことで、患者と医療者のよりよい関係が、徐々に出来てくると思うんだ。

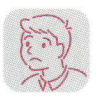

やっぱり、おじいさんは、そういうことがむずかしい「年頃」だよね。

そこで役に立ったのが、かかりつけ医の先生が、それまでおじいさんと友達のように話していたことなんだよ。

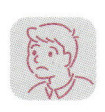

ふ〜ん。

まず、かかりつけ医の先生は、君のうちの家族構成もしっているし、普段の雑談のような話の中で、現在おじいさんは老人会などの地域活動には熱心だけれども、仕事は一応リタイアしているということや、趣味のことなんかも聞いていたんだ。だから、かかりつけ医の先生が、おじいさんがどんな生活を望んでいて、その患者さんのためにはどのような治療が良さそうかなど、おじいさんに関する情報について僕たちにアドバイスしてくれた。われわれは心臓の専門医だけれども、かかりつけ医の先生は「おじいさんの専門医」なんだね。だから、われわれもおじいさんがどんな治療を望むのかの「カンどころ」を意識しながら、おじいさんに医学的な説明をすることができた。それで徐々におじいさんも安心して、僕た

心臓病の治療／対話編

ち専門医に、検査中にいろいろなことを話してくれるようになったんだ。
結論としてPCIも行わず、薬物療法だけで治療してみることになったんだけれども、その決め手となったおじいさんの希望は何かを知っているかい？

わからないなぁ。

おじいさんはこう言ったんだ。「孫（君のことだよ）が高校を卒業するくらいまでは、見守ってあげたいなぁ」って。

………。

僕はこう言った。「激しくからだを動かすようなご趣味はなさそうだし、家庭でも老人会でもストレスなく役割を担って充実した人生のようですね。禁煙ができて、定期的に通院して、きちんと薬も飲めるのであれば、ひょっとしたら〈ひ孫〉さんの顔もみられるかもしれませんよ」って。

そんなぁ。

でも、それは単なる気休めや勇気づけではないんだよ。明らかなエビデンスに基づいた予測なんだから。でも、おじいさんがひ孫の顔を見るためには、まず君が結婚しなければならないしなぁ。

そんなこと、"EBM"じゃないでしょ！

127

6）ふたたび「予防と治療」について考える

どうやら、おじいさんは退院後は、禁煙もして、薬もきちんと飲んでいるようだね。

うん。でも薬がたくさんあって、大変みたい。

お年よりは、薬を包装から取り出すだけでも大変だから、もし食事を一緒にとるようであれば、そのときは手伝ってあげてね。やはり、以前の「高脂血症」だけのときに比べると、狭心症をきちんとコントロールするためには薬の種類は多めになるね。高脂血症の治療薬に加えて、心臓を強くする薬や、血が固まりにくくする薬がある。これらは狭心症の症状を抑えるといった「治療」という側面よりは、より重い心臓病の病気、具体的には心筋梗塞を「予防」するためのものなんだ。それに、いま、おじいさんが飲んでいるいろいろな薬は、長期的に飲むことで心筋梗塞を予防するだけではなく、脳梗塞の予防効果や寿命を伸ばす効果があるというエビデンスが得られているものなんだよ。

うわぁ～。脳にも効果があるの？

心筋梗塞も脳梗塞も「動脈硬化」という点では、一つのベースを持つ病気なんだね。「一病息災」という言葉を知っているかい？

聞いたことはないなぁ。

心臓病の治療／対話編

まだ、君は若いから縁はないと思うけれど、年齢を重ねると「何の病気もない」というわけにはいかなくなる。でも病気を「一つ」持つと、その病気に気をつけることで、より健康的な生活を送ることに心がけるようになって、かえって長生きができるという意味の言葉なんだ。いくら「非侵襲的治療」といっても、それが薬である以上は、やはり副作用には気をつけなくてはいけない。「薬を飲み続ける」ということは、やはりしないで済めばそれに越したことはないけれども、最近は一つだけではなくて、複数のいい効果を持つ薬もあることが、徐々に解明されてきている。きちんと定期的な検査を受けながら、薬を適切に使っていけば、やはり薬というのは、長期的な意味でも患者さんにいい結果をもたらすということだね。なんだか当たり前のことのように聞こえるかもしれないけれども、こうしたことがはっきり言えるようになったのも、ごく最近の話なんだよ。

これもエビデンスだね。

そう。それから、肝心なのはおじいさんが「ちゃんと薬を飲むこと」だよ。「エビデンス、エビデンス」といっても、おじいさんが薬を飲んでいないことには、治療の根拠も何もないからね。とくに肝心なのは、薬を飲んでいないのに「飲んでいます」といったり、タバコをやめていないのに「禁煙しました」といったりすることなんだ。正直に言いにくいということもわかるけれど、それでは僕たち医療者も適切な判断ができなくなってしまう。いままでの話から、それのどこがいけないのかは君にはよくわかっているよね。

せっかくのエビデンスが何の役にも立たないもんね。じゃ、おじいさんは薬さえ飲んでいれば、安心だね。

いやいや、そんなことはないよ。生活習慣病というのは、当然、動脈硬化疾患ばかりじゃない。とくに狭心症と診断されたりすると、患者さんは発作を過剰に恐がって、運動をしなくなったりする。これは心臓に悪いばかりか、肥満を起こし、あらたな心疾患のリスク・ファクターを増やすことになる。なによりも恐いのは糖尿病になってしまうことだね。糖尿病を合併した心筋梗塞患者の治療は、われわれ専門医にとってもきわめてむずかしいことなんだよ。適度な運動や、適切な食事の量や内容等の生活習慣上の注意点は、これまで通り、あるいはこれまで以上に気をつけなければならない。その点で家族にできることはたくさんあると思うよ。

僕たち家族は、おじいさんが、さらに別の病気にならないように気をつかうことが大切なんだね。

そして、定期的に、薬を処方されるごとに、かかりつけ医の先生に症状などを相談して、数カ月に１回程度はわれわれ専門医の施設で検査を受けて、それまでの服薬や治療法が適切かどうかをチェックする。それと同時にかかりつけ医の先生では、循環器以外の病気がないかどうかも診てもらうことも必要だね。とくに生活習慣病と呼ばれる、年齢を重ねることで起きやすい病気については、きちんとチェックする。これはいわゆる健康診断のことだね。血液や尿の検査を定期的に行って、糖尿病や肝臓の病気がないかを調べたり、胃がんや肺がんの検査もする。

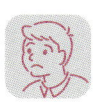

おじいさん、忙しいね。

そうなんだよ。計画的に１年かけて、からだをすみずみまで検査して、それを毎年繰り返す。これがベストなやり方だね。

心臓病の治療／対話編

どんな病気でもそうだけれども、症状が軽い、早い時期に見つけて、きちんとそれに対処すれば、治療も楽にできる。

心臓の病気があっても、手術しなくても済むとかだね。

そう。それに循環器科だけではなく、いろいろな分野で医学や医療技術は進歩している。

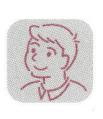

エビデンスも蓄積してくるしね。

「検査」のところでも話したけれど、重要なことだからここでも強調しておくね。どんな偉い人でも、人間は「老化」を避けることはできない。でも、同じ病気になるのでも、それを5年でも数年でも、少しでも先送りにすれば、その分だけ医学・医療技術の進歩の恩恵に浴することができるんだ。だから、病気にならないことを考えるよりは、できるだけ病気になるのを「先に延ばす」という考え方のほうが、正しい言い方のような気がするし、気持ちの面でも楽じゃないかと思うね。

未来では、いままで治らなかった病気が治るようになったり、手術が必要だったものが、もっと簡単な治療法で治すことができるようになるかも知れないしね。

そんなに大きな進歩じゃなくても、例えば、カテーテルをからだに入れて検査しなければわからなかったようなことが、コンピュータの画像解析の進歩で簡単にわかるようになれば、入院が必要だった検査も外来通院で可能になる。おじいさんは検査をいやがっていたようだから、それだけでもずい

131

ぶん楽になることは君も実感できるよね。

うん。そういうことを考えると、僕たち家族ができることは、とにかくおじいさんが重い病気を起こさないように、また新しい病気を抱えないように、気をつけることだね。心臓の病気だからといってそればかり気にするのではなく、おじいさんの生活全体を楽しくすることが、医学の役割でもあるし、家族の役割でもあることがよくわかった。どうもありがとうございました。

それから、君自身がおじいさんの「ストレス」にならないように気をつけること。なんていっても君が一番の、おじいさんの「生きがい」なんだからね。(笑)

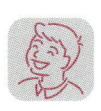

はい。かしこまりました。(笑)

§7 心臓病の治療

《キーワード編》

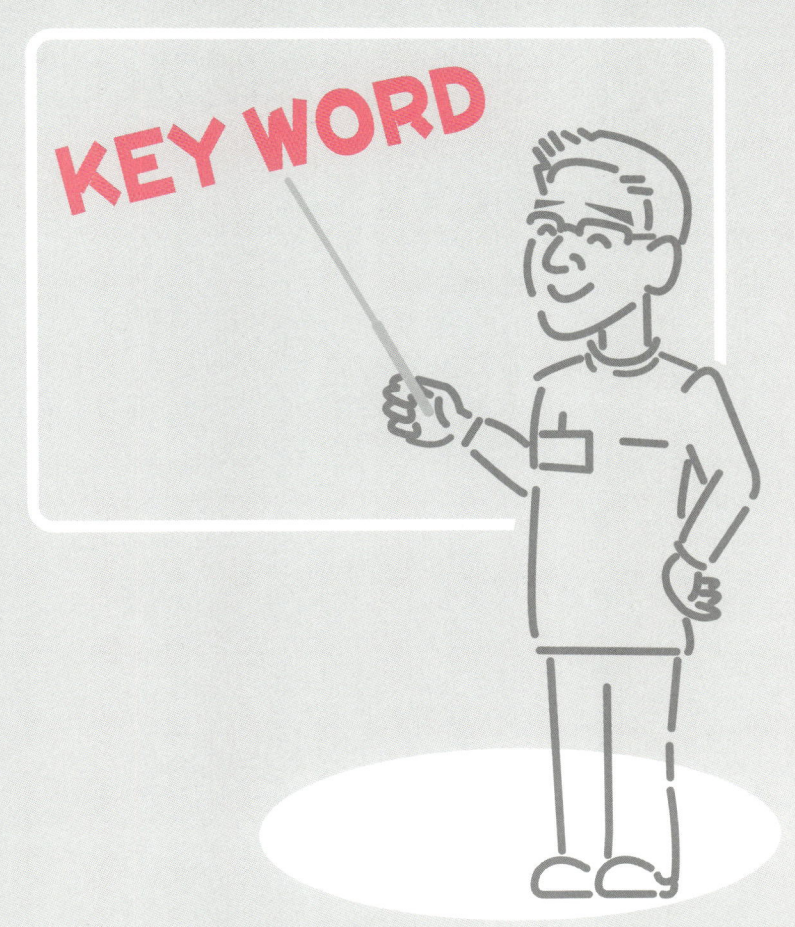

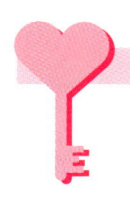

1）生活療法

　高血圧、高脂血症、糖尿病などの病気は、患者さんの置かれている生活環境が好ましくないことに原因があることも多く、「生活習慣病」とも呼ばれます。これら生活習慣病に対する治療は、そうした好ましくない生活習慣の改善が第一です。まずは、食事や運動等の毎日の生活に気を配ることが大切なのです。こうしたことがらを「生活療法」と呼びます。
　患者さんの持つ生活習慣病が軽症の場合は、薬を使わずに生活療法のみで治療効果が得られることは、十分にあります。また、薬を服用している患者さんでも、それとともに生活療法をしっかり実行することで、薬の効き方が良くなり量を減らすことができたり、さらには薬が不要になったりすることもあります。

(1) 食事療法

ⅰ) 食べ過ぎない

　「肥満」は、心筋梗塞や脳卒中をはじめ、ほとんどすべての循環器疾患の発症につながります。活発な生活を送っている成人が1日に必要なエネルギー量は、適正体重に基づいて以下の式で求められます。

◆ 1日の必要エネルギー量（カロリー）
　＝25〜35×適正体重（kg）
◆ 適正体重(kg)＝（身長（m））×（身長（m））×22
　たとえば身長が 160 cm の方では、適正体重は
◆ 1.6×1.6×22＝56.3 kg
　となり、1日の必要エネルギーは
◆ 25〜35×56.3＝1408〜1971 kcal
　で、約 1400〜2000 kcalほどになります。

心臓病の治療／キーワード編

　１日全体の総食事量を少なくするのが、肥満対策の基本ですが、食べ方の工夫も大切です。「まとめ食い」は体内に脂肪を蓄積させますので、きちんと３食とるようにしてください。朝食は１日のエネルギー源ですので「しっかり」と、夕食は後は眠るだけなので「あっさり」としてください。

　食事どきになっても空腹感がない場合は、間食の取り過ぎかも知れません。戦中戦後の食糧難時代を経験した高齢の女性に多いのですが、食卓の残り物を捨てることができず、お腹が一杯なのに最後に全部自分の口に入れてしまう方がいます。この分は、おおむねすべてが脂肪になってからだにたまってしまいます。主婦の胃袋はゴミ箱ではありません。

ii）塩分を控える

　健康な成人の食塩摂取量の目安は１日10ｇ未満です。高血圧予防の観点からは、さらに少なめの７ｇを目標にしてください。塩分が過剰になると体内に水分が貯留しやすくなります。たまった水分は血圧を上げたり、むくみをおこしたり、ひどい場合は心不全を悪化させ呼吸困難に至ることもあります。あっさりとした薄味に嗜好を変えましょう。

　厳格な減塩が必要な患者さんには、主治医から１日７ｇとか５ｇといった具体的な指示がある場合があります。これもひとつの「処方」です。「薬を飲む」という指示とまったく同じですので、必ず守るようにしましょう。

iii）水分摂取は適量に

　水分の取り過ぎは、心不全を悪化させ、逆に極度の水分不足（脱水）は腎臓障害、心筋梗塞、脳卒中の引き金となることもあります。水分摂取の適正量は個人個人で異なります。主治医と相談してください。

iv）脂肪やコレステロールの多い食品は控えめに

　脂肪の摂取量は、食事全体のカロリーの25％以下に抑えるべきです。しかし、近年は、これを超えて脂肪をとる人が増えています。脂肪分はカロリーが高いので、「脂っこい」メニューは、「さっぱりした」メニューに比べて、まず太りやすいということはご承知の通りです。とくに外食では、高脂肪のメニューが多いのでご注意ください。

　欧米で日本食ブームが起こり、欧米のレストランでは低脂肪のヘルシーメニューがどんどん取り入れられ、すっかり定着したような状況です。一方の日本では、むしろ食生活の欧米化が進み、レストランのメニューをみても、この点では後進国です。外食産業は一般に、お客さんの健康を気づかうよりは、味とボリュームを優先し、「売れる・儲かる」メニューになっているように思われます。

　しかしながら、最近になってようやく健康に気づかったメニューの開発が、ファースト・フードや、コンビニエンスストア、スーパーマーケット等で徐々に行われるようになっています。そうしたものから低脂肪なものを賢く選ぶ方が、健康的なメニューになるのかもしれません。

　コレステロールも取り過ぎると動脈硬化を促進し、心筋梗塞、脳卒中、腎臓病の下地を作ります。「減塩メニュー」では料理の味も多少変わってしまいますが、低コレステロールメニューは、味覚的には大きな変化はありません。気を使うだけで、さびしい思いをせずに低コレステロール食は実行できますので、普段の食生活に心がけてください。

v）緑黄色野菜など繊維質を多く

　食物繊維の摂取は腸内環境を改善します。それにより、腸から吸収されるコレステロール値が低下し、さらには心臓病や脳卒中が予防できることは医学的に証明されています。また、便秘の解消にもなり、からだの免疫力を高めま

心臓病の治療／キーワード編

す。野菜を積極的に食べてください。

(2) 運動療法

健康な成人での1日の運動消費量は約200kcalが目安です。200kcalに相当する運動の例を挙げます。

◆ 歩行（ゆっくり、時速4～5キロ）…60分
◆ 歩行（急ぎ足、時速5～6キロ）…40分
◆ ジョギング（時速8～9キロ）……30分
◆ テニス …………………………………30分
◆ ゴルフ …………………………………50分
◆ サイクリング …………………………60分
◆ 水中ウォーキング（ゆっくり）……60分
◆ 水中ウォーキング（速く）…………30分

適度な運動は心肺機能を高め、末梢の血行を改善します。「心臓病なので、なるべく動き回らないようにしている」とか、「高血圧と言われてからスポーツをやめた」などとおっしゃる方もいますが、これは全く逆です。心臓病だからこそ、高血圧だからこそ、積極的に運動をしていただきたいのです。

もちろん、ものには限度があります。心筋梗塞を起こしたばかりの患者さんが、重量挙げやトライアスロンをするのは危険です。主治医と相談して許容範囲内での運動をしてください。

運動の仕方のコツとしては、まず「強度は軽度～中程度」くらいに、「持続時間は長め」に、「回数は多め」にしてください。年齢や体力にもよりますが、ウォーキング、水泳、水中ウォーキングなどが、循環器の病気には好ましい運動の代表と言えます。

運動療法としてウォーキングを行う場合の具体例をあげます。

理想的な最終目標としては、少し早めの速度（80～100m/分）で1時間かけて6～7kmを歩いてください。歩数では、

137

10,000 〜 12,000 歩位を目標にします。
　はじめは１日に 10 分位からにして、徐々に長くしていって２週間目くらいで目標に達するようにします。心拍数を自己測定できる場合は、
　　◆138−(年齢÷２)（拍/分）
を目標にしてください。心拍数が 120 /分以上では速すぎです。
　本格的にスポーツクラブへ通う患者さんもおられます。もちろん大歓迎ですが、安全かつ効果的な運動メニューになるように、事前に主治医と相談してください。
　運動療法に限らず、レジャーや旅行にも積極的にお出かけください。
　今の医学は、寿命を延ばし、痛みや苦痛をとることだけが目的ではありません。患者さんが病気を克服して、元気で楽しい生活ができるようにすることが目標なのです。

(3) タバコとお酒

　タバコの害は枚挙に暇(いとま)がありません。
　タバコは動脈硬化を促進し、血管を収縮させて血圧を上げて血行を悪くします。
　気管支を狭くして、呼吸困難を助長します。
　タバコの害と言いますと「肺がん」が有名です。しかし、病気の頻度からすれば、むしろ心臓病や脳卒中こそ、タバコの害として最大の問題なのです。
　さらに女性では、更年期が早まる、肌が衰えシミやソバカスが増える、骨粗鬆症になるなどの害も重大です。
　以上のように、タバコには百害あって一利もないことは、多くの方がご存じなのですが、にもかかわらず、それがやめられない患者さんは、たくさんいらっしゃいます。そうした患者さんでも「心筋梗塞発作」等を起こすと、ほぼ確実にタバコを止められていますので、何らかの精神的なストレスが、喫煙へと

心臓病の治療／キーワード編

結びついているのは明らかなような気がします。
　一方、最近では、禁煙を援助する薬も開発され、効果もあります。「禁煙プログラム」と呼ばれる、かなり禁煙成功率の高い方法も開発されています。循環器疾患の有無にかかわらず、そういうものを積極的に活用してでも、是非、禁煙することをお勧めします。
　一方、アルコールは「適量」であれば、循環器の病気には悪影響はないようです。「では適量とは、どの程度か」というのはむずかしい問題ですが、日本酒換算で1日2合程度まで、ビールであれば1本程度ということになるでしょうか。飲み過ぎはいけません。ほどほどの楽しいお酒にしてください。

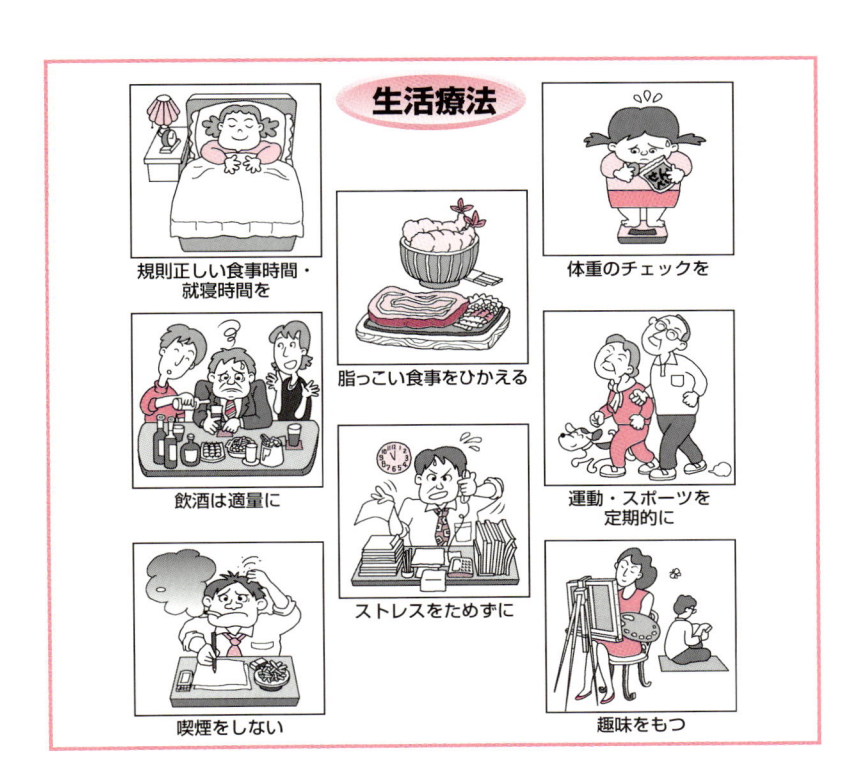

生活療法

- 規則正しい食事時間・就寝時間を
- 脂っこい食事をひかえる
- 体重のチェックを
- 飲酒は適量に
- ストレスをためずに
- 運動・スポーツを定期的に
- 喫煙をしない
- 趣味をもつ

139

2）薬物療法

（1）薬物療法の一般的な考え方

　「治療」といった場合、皆さんが最初にイメージするものは、やはり「薬を飲むこと」ですね。

　最近では、処方箋を持って薬局で薬を受け取るときに、処方された薬の写真や、効果、副作用などの情報が書いてある印刷物を付けてくれる薬局も多くなりました。

　薬局で薬剤師さんから説明を受けたり、印刷物を読み、患者さんご自身がお飲みになる薬について知っておくことは、単に医師からの指示で受け身的に薬を飲むのではなく、患者さんが積極的に治療に参加するという自覚ができる点で、大変有意義だと思います。また、万一副作用がでたときも、「この薬の副作用ではないか」とすぐに思い当たり、医師に早期に相談することで、すばやい対応ができ、弊害を少なくすることができるという点でも、良いことだと思います。

　ただし、薬局でもらう印刷物にある情報は、あくまでも一般論です。主治医は、個々の患者さんごとに、薬の作用と副作用を考えた上で処方しています。薬によっては複数の疾患に対する効果をもっていたり、患者さんの状態により期待される効果が変わってくる場合もあります。ですから、必ずしも印刷された情報にある一般論の通りではないケースも多くあります。

　また、これらの印刷物にある副作用の項目には、万が一のための非常にまれな副作用や、仮に出現しても極めて軽い症状であり、問題のないことが多い副作用も書かれています。その中には「めまい」とか、「動悸」、「倦怠感」、「筋肉痛」など、薬を飲んでいない健康な人でもしばしば経験するような症状が含まれています。病気を持っているときや薬を飲んでいるときには、患者さんは些細なことが気になりがちで、こうした症状が起こると薬の副作用と決めつけてしまい、中には自己判断で服用を中止してしまう患者さんもおられるようです。

　薬物療法に限らず、あらゆる治療は、もちろんその患者さん

心臓病の治療／キーワード編

に対していい効果をもたらすものですが、その治療に伴う不利益も、多かれ少なかれあります。あるいは薬の副作用と考えられるものでも、主治医はそれを十分に想定しており、にもかかわらず患者さんがその治療により利益があると判断し、処方する場合も多くあります。ですから、「副作用」を過度に恐れるあまり、医師に相談せず薬を勝手に中断すると、仮に副作用がなくなったとしても、もともとの病気が再び悪化し、結果的に患者さん自身の不利益になり得るのです。

　もちろん、期待される利益・効果を上回って、患者さんが日常生活を送るのに不都合だったり、苦痛になったりするような副作用が起こる場合もあります。そうした場合には、その副作用の症状を主治医にきちんと説明し、その薬を中止することで起こり得る病気の進行や、あるいはその薬以外の治療の可能性などをよく相談してから、治療内容や薬の種類・量の変更、あるいは中止の指示を仰いでください。

(2) 循環器科で処方される主な薬

　循環器の病気に対するだけでも何百種類もの薬があり、患者さんの病態に応じて、それぞれの目的をもって、適切に処方されます。以下に循環器の薬物療法について、薬を使う目的・効果に基づいて分類し、簡単に説明します。しかし、一つの薬に複数の作用があり、複数の目的で用いられることもあります。分類にまたがって書かれている薬もありますので、注意してください。

ⅰ) 降圧薬

　血圧を下げることで、心臓や腎臓などの負担をとり、動脈硬化を防ぎ、脳卒中や心筋梗塞などを予防します。「血圧を下げる」といっても、その下げ方にはいろいろな「やり方」があり、そのやり方の違いにより降圧薬はさらに分

類されます。医師は、患者さんにとって、どのやり方が一番いい降圧の仕方なのか等を考えて、適切な降圧薬を処方します。

　昔から日本人では血圧が高いことが指摘されており、それに対して数多くの降圧薬が開発されてきました。ですから患者さんの状態や合併症に応じて、きめ細かい選択が可能になっています。また、最近では、ある種の降圧薬は、血圧を下げる作用に加えて、直接動脈硬化病変を予防する作用があるのではないかと言われており、その観点からも薬物の選択がなされるようになっています。

◆カルシウム拮抗薬（Ca拮抗薬）

　血管の壁の緊張を取ることによって拡張させ、確実に血圧を下げる効果（降圧効果）を発揮します。カルシウム拮抗薬のなかにも、強力なもの・マイルドなもの、迅速に作用するもの・穏やかに作用するもの、脈拍を増やすもの・減らすもの、とさまざまな種類があり、患者さんの病態に応じて使い分けます。

【主なCa拮抗薬】アダラート、アテレック、カルスロット、カルブロック、コニール、ニバジール、ノルバスク、バイミカード、バイロテンシン、ヒポカ、ペルジピン、ヘルベッサー、ランデル、ワソラン

◆アンジオテンシン変換酵素阻害薬（ACE阻害薬）

　血管を収縮させ血圧を上げるホルモンに「アンジオテンシンⅡ」というものがあります。このアンジオテンシンⅡの産生を抑えることによって血圧を下げるのがアンジオテンシン変換酵素阻害薬です。Ca拮抗薬が直接血管壁に作用するのに対して、間接的に血圧を下げる薬といえます。このアンジオテンシンⅡというホルモンは血圧を下げる以外にも動脈硬化を起こしたり、心臓や腎臓に障害を起こしたりします。ですから、この薬の服用により血圧を下げるのみならず、動脈硬化や心臓・腎臓の保護にもつながります。

心臓病の治療／キーワード編

【主なACE阻害薬】アデカット、インヒベース、エースコール、カプトリル、コナン、コバシル、セタプリル、チバセン、ノバロック、レニベース、ロンゲス

◆アンジオテンシンⅡ受容体拮抗薬（ARB）

ACE阻害薬と同様、アンジオテンシンⅡの働きに対して作用する薬ですが、ACE阻害薬とは異なり、アンジオテンシンⅡが体内の細胞に働く作用点（受容体）をブロックすることで、より確実にアンジオテンシンⅡの働きを抑えます。動脈硬化や心・腎臓保護効果を持つことはACE阻害薬と同様ですが、副作用が少なく効果がより確実であることが期待されています。いわばアンジオテンシンⅡ受容体拮抗薬はACE阻害薬のバージョンアップです。

【主なARB】ディオバン、ニューロタン、ブロプレス、ミカルディス

◆ベータ遮断薬（β遮断薬）

血圧はいつも同じ値ではなく、時々刻々変化することはご存じでしょう。運動や緊張、興奮などにより血圧が上がることもよく知られていますが、これには自律神経のうち「交感神経」が関与しています。この交感神経の働きをやわらげ、過度の血圧上昇を抑えるのがβ遮断薬です。この薬も血圧を下げるだけではなく、心臓に作用して心拍数を減らす傾向があります。

【主なβ遮断薬】アーチスト、アルマール、インデラル、カルビスケン、ケルロング、サンドノーム、セロケン、テノーミン、トランデート、ハイパジール、ミケラン、メインテート、ローガン

◆アルファ遮断薬（α遮断薬）

β遮断薬と同様に交感神経の作用を抑える薬ですが、より直接的に血管に作用します。β遮断薬と異なり心拍数を減らすことはありません。

【主なα遮断薬】カルデナリン、デタントール、ミニプレ

143

ス
◆降圧利尿薬

　高血圧で医師から減塩食を指導されている方は多いと思います。降圧利尿薬は、体内の余分な塩分を尿として排泄することで、血圧を下げます。降圧作用としてはマイルドですが、循環器系の病気を防ぐ効果は確実に証明されています。多少、尿の量や回数は増えますが、その程度は薬の種類や服用する人の体質によってさまざまです。

【主な降圧利尿薬】アルダクトン、ダイクロトライド、フルイトラン、ダイアート、ダイアモックス、バイカロン、ハイグロトン、ラシックス、ルプラック

◆血管拡張薬

　先に述べたCa拮抗薬以外にも、直接血管に作用し血管を拡張し、血圧を下げる働きをする薬がいくつかあります。

【降圧を目的とする主な血管拡張薬】アプレゾリン

◆交感神経中枢抑制薬

　先に述べたβ遮断薬・α遮断薬以外にも、交感神経の働きをブロックして血圧を下げる薬はいくつかあります。

【主な交感神経中枢抑制薬】アルドメット、カタプレス

ii）**血管拡張薬**

　血管を広げることで、血の流れを良くし、心臓への負担を軽くします。血管を拡張することは、血圧を下げることでもあり、ここでは先に「降圧薬」の項で登場した薬も多く登場します。

◆Ca拮抗薬

　アダラート、アテレック、カルスロット、カルブロック、コニール、ニバジール、ノルバスク、バイミカード、バイロテンシン、ヒポカ、ペルジピン、ヘルベッサー、ランデル、ワソラン

心臓病の治療／キーワード編

◆ACE阻害薬
　アデカット、インヒベース、エースコール、カプトリル、コナン、コバシル、セタプリル、チバセン、ノバロック、レニベース、ロンゲス
◆ARB
　ディオバン、ニューロタン、ブロプレス、ミカルディス
◆冠拡張薬
　アイトロール、アンギナール、コメリアン、シグマート、ニトロダームTTS、ニトロペン、ニトロール、ニトロールスプレー、フランドル、フランドルテープS、ペルサンチン、ミオコールスプレー、ミリステープ、ロコルナール

ⅲ）抗不整脈薬

　不整脈を抑制して、脈を整えます。脈が不整になる要因は多岐にわたるため、心臓に作用するさまざまな薬が選択されることになります。やはり、前述の薬の多くが、ここでも登場します。
◆抗不整脈薬
　アスペノン、アミサリン、アンカロン、キニジン、サンリズム、シベノール、タンボコール、ピメノール、プロノン、ベプリコール、メキシチール、リスモダン
◆Ca拮抗薬
　ヘルベッサー、ワソランなど
◆β遮断薬
　アーチスト、アルマール、インデラル、カルビスケン、ケルロング、サンドノーム、セロケン、テノーミン、トランデート、ハイパジール、ミケラン、メインテート、ローガン

ⅳ）抗血栓薬

　血栓をできにくくして、心筋梗塞、脳硬塞、肺血栓塞栓

145

症、下肢閉塞性動脈硬化症などを予防します。血管に作用するというよりも、血液の「粘りけ」に対して作用する薬が、この分類に多く含まれます。
◆抗凝固薬
　ワーファリン
◆抗血小板薬
　アンプラーグ、エパデール、ドルナー、パナルジン、バファリン、プレタール、プロレナール、ペルサンチン

ⅴ）抗高脂血症薬、尿酸降下薬、血糖降下薬

　高脂血症・高尿酸血症・糖尿病といった生活習慣病が、動脈硬化病変を進行させ、最終的に心筋梗塞等の重い病気を招くことは、明らかな事実です。こうした病気を進行させないことも、循環器科の大きな役割になります。以下の薬はコレステロール、中性脂肪、尿酸などを下げたり、糖尿病の高血糖を是正して動脈硬化を防ぐものですが、最近ではある種の降圧薬と同様に、これらの薬を長期間飲むことにより、同時に別の作用により直接に動脈硬化の進展を抑えるのではないか、ということが言われています。
◆抗高脂血症薬
　EPL、MDSコーワ、エラスチーム、コレバイン、シンレスタール、ベザトールSR、ペリシット、メバロチン、ユベラNソフト、リバロ、リパンチル、リピトール、リポバス、ローコール、ロレルコ
◆尿酸降下薬
　アロシトール、ベネシッド、ユリノーム
◆血糖降下薬
　アクトス、アマリール、オイグルコン、グリミクロン、グルコバイ、ジアベン、ダオニール、ファスティック、ベイスン

vi）昇圧薬、強心薬

　降圧薬とは逆に、低すぎる血圧を上昇させたり、心臓の働きを一時的に強化します。

　アカルディ、エホチール、カルグート、ジゴキシン、タナドーパ、ノイキノン、メトリジン、ラニラピッド、リズミック

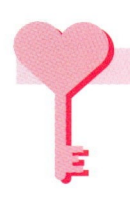

3) 冠動脈カテーテル治療
（冠動脈形成術）〔PCI（PTCA）〕

（1）冠動脈形成術とは

　「検査」の項でも述べましたが、治療においても侵襲性（患者さんのからだに対する負担の度合い）に応じた分類がなされます。生活療法や薬物療法は、患者さんに対する負担が少ないと一般的に言うことができるため「非侵襲的治療」と呼ぶことができます。一方、心筋梗塞に対する侵襲的治療の代表としては外科的治療である「冠動脈バイパス術」があります（もちろん「心臓移植」が、現在想定できる心臓に対する、一番の侵襲的治療だと思いますが）。

　その薬物療法と外科療法の中間に位置するのが、「冠動脈カテーテル治療（冠動脈形成術；PCI）」です。

　この治療法は、動脈硬化が原因で狭くなった血管を拡張する治療法であり、冠動脈造影検査と同じように「カテーテル」という細い管を、血管に通して行うもので、「小さな血管手術」ということができます。冠動脈形成術用のカテーテルは先端にバルーン（風船）がついています。

　この治療法は1977年に開発され、以降二十数年間に、世界中で毎年約百万人、日本では毎年約十万人の患者さんが受けているもので、その治療効果は十分に確立しているといえます。

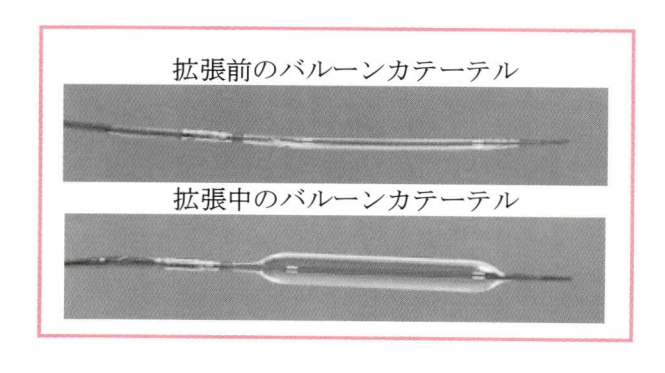

拡張前のバルーンカテーテル

拡張中のバルーンカテーテル

心臓病の治療／キーワード編

　直径3mm前後のバルーンカテーテルによる拡張（PTCA）が最もシンプルな方法です。冠動脈造影と同様に、足の付け根（鼠径部）や腕の血管から、先端にバルーン（風船）がついた細い管（カテーテル）を通し、冠状動脈のつまりかけた部分までそれをもっていって、バルーンをふくらませ、つまりかけた冠動脈を開通します。患者さんの感じる負担自体は、冠動脈造影検査とほとんど変わりません。ですから、全身麻酔をかけ、胸を開かなければならないようなバイパス手術に比べると、局所麻酔ですむカテーテルによる冠動脈形成術は、患者さんのからだに負担が少ない治療法です。

　しかし、後述のようにこの治療法の弱点として「再発が多い」ことが指摘され、その弱点を克服するためにさまざまな工夫が加えられてきました。例えば、バルーンをふくらませて拡張した血管に、金属の網目状のチューブ（「ステント」と呼びます）を留置し、そこが再びつまらないようにする工夫があり、現在

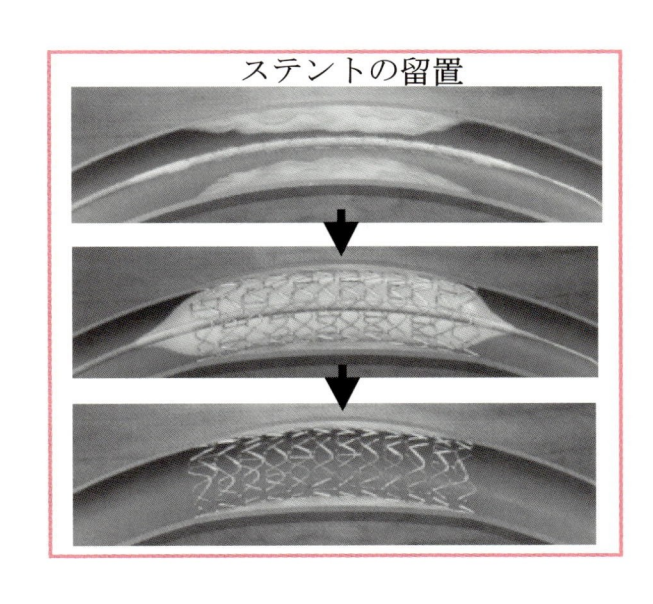

ステントの留置

149

その「冠動脈ステント留置術」が主流になりつつあります。このステント留置術が行われるようになり世界的には15年、日本では10年がたっています。さらに、病変部の性状に応じて「アテローム（粥腫：じゅくしゅ）」と呼ばれる血管内側の腫れ物を削り取る「DCA（冠動脈粥腫切除術）」や、「ロタブレーター」と呼ばれる、カテーテルの先端の弾丸状のものを、高速で回転させ硬い病変部を削り進む治療法もあります。日赤医療センターでは、急性心筋梗塞に対して、緊急PTCAやステント術も行っています。

　また、治療ではなく「診断」の領域の話になりますが、カテーテルを使用した冠動脈造影以外の診断法として、血管の中の性状をみることができる血管内超音波や、特殊なワイヤーを使った冠動脈内の血圧測定なども併用して、より適切で安全な冠動脈形成術を行っています。

（2）治療の成功率と危険性

　冠動脈形成術の成功率は血管のサイズ、性状など手術の難易度にも左右されますが、私どもの施設では9割以上で予定通りの血管拡張ができています。残りの1割弱は、既に血管が狭すぎて、拡張させる前のバルーンカテーテルの太さであっても病変部分を通過できずに治療を断念する場合や、病変部位に硬い石灰化（カルシウムの沈着）があって、バルーンの力では狭窄が拡がらない場合などです。

　冠動脈形成術では冠動脈を機械的に拡張するので、当然血管に多少の傷がつきます。しかし、その傷がもとで血管が閉塞してしまうような重篤な合併症（心筋梗塞を起こしたり、何らかの事態で外科で行う緊急バイパス術に移行することなど）は、冠動脈ステントを使うようになってから激減しました。当施設も年間約100例以上の冠動脈形成術を行っていますが、待機的（緊急のものではなく、あらかじめ立てた予定に従って患者さ

んに待機してもらって行うことをこう呼びます）に行われる冠動脈形成術直後の重篤な合併症は、3％未満です。

(3) 再 狭 窄

　以上のように、冠動脈形成術は、標準的な治療法として確立したもので、成功率や安全性に問題ない治療法と言えますが、一方で生じている問題に「再狭窄」があります。これは、術直後は良好に拡張できた血管が、退院後に再び狭くなってしまうことを言います。

　その原因は、いったん拡がった血管が再び構築されてしまったり、血管内皮細胞が過剰に増殖するといった、血管の修復の過程に生じる現象です。再び胸痛などの狭心症の症状が出現して、その再狭窄に気づく場合もありますが、何の症状も現れずに再狭窄が進行している場合もあります。

　再狭窄の発生率は、バルーンのみで治療した場合は30％前後、ステント留置を行った場合でも15％前後であり、決して低いものではありません。

　再狭窄が起きる時期は、冠動脈形成術を行ってから1年以内がほとんどで、逆に1年以上無事に経過した患者さんでは再狭窄が起こる危険はぐっと少なくなります。ですから、冠動脈形成術を行った患者さんでは、1年以内に冠動脈造影を行って、最終結果を確認することが必要です。この確認のための再冠動脈造影の具体的な時期は、病変の性質や冠動脈形成術の仕上がり具合、手術方法（ステントを留置したか否かなど）によってケースバイケースです。

　冠動脈形成術が終わって退院する前に、確認のための再冠動脈造影を行う予定時期をお話しますが、退院後の症状や外来での心電図などの検査結果によって、より早期に行うように変更することもあります。

　再狭窄が起きてしまった後の治療法は、再度冠動脈形成術を

受けることが一般的ですが、再々発が十分に想定される場合には、治療方針をバイパス手術に変更することもあります。

（4）入院期間

　待機的な冠動脈形成術であれば、冠動脈造影検査と同様な期間（3～4日間）の入院で退院することも可能ですが、治療結果によっては、薬物療法も含めて以降の患者さんの治療方針を決定するために、数日間入院期間を延長し、経過をみる場合もあります。

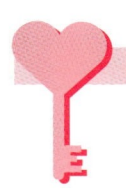

4）冠動脈バイパス術（CABG）

（1）冠動脈バイパス術とは

　狭心症や心筋梗塞などで冠動脈に狭窄がある場合、治療法の選択肢として挙げられるものの一つで、外科（心臓血管外科）で行われる手術療法です。CABG（coronary artery bypass grafting）とも呼ばれます。図のように、血管が詰まって流れが悪くなった場所の先に、患者さん自身の血管をつなぎます。読んで字のごとく、血管の「迂回路（バイパス）」を作るわけです。

　患者さんご自身の血管を、もとにあった場所から切り離して冠動脈につなぎ合わすわけですが、それによりもとの場所に問題が生じないような血管を選んで行います。具体的には胸の前を縦に走っている内胸動脈（LITA、RITAと呼ばれます）、腕の中を走っている橈骨（とうこつ）動脈（RA）、胃の周りを走っている胃大網動脈（GEA）、下肢の中を走っている伏在静脈（SV）などが使用されます。これらの血管は切り離されても、もとの場所に問題が起こることはほとんどありません。

　手術に当たっては、あらかじめ内科（循環器内科）と外科とで検討を行い、かつ患者さんと相談しながら、冠動脈のどの場所にどの血管をつないでバイパスとするかを予定しておきます。実際の手術は、全身麻酔のもとに外科医により行われます。また、一部の患者さんでは、冠動脈バイパス術と心臓カテーテル治療を組み合わせて行うこともあります。

　手術が終了し、患者さんが麻酔から覚めるのは、だいたい手術当日の夕方です。その後リハビリテーションを行い、社会生活が送れる状態にまで回復し退院するまでの期間は、個人差はありますが手術後2〜4週間です。

　手術療法はいわゆる侵襲的治療法のはんちゅうに含まれます。「絶対に安全」な治療法は、薬物療法も含めて存在しませんが、冠動脈バイパス術に伴う危険（合併症）が生じる頻度は3％前後といわれています。こうした危険を極力回避するため、患者さんが持つ背景（心疾患の病態や既往歴、年齢、望まれて

いる社会生活の内容）を慎重に検討して治療法が選択されます。また、心臓バイパス術は長い歴史を持つ治療法ですので、より安全性の高い手術手技のための研究が積み重ねられており、バイパス術が適応と判断された患者さんであれば、安心して受けてよい治療法です。

　気になるバイパス術に伴う治療・入院費用ですが、個人差があるものの、おおよその目安としては総額で500万円前後になります。しかし、各種保険組合による高額療養費の制度がありますので、最終的な患者さんの自己負担額は30万円前後となることが多いようです。

（2）手術後の経過と治療

　お話したように長い歴史を持つ治療法ですので、治療予後についても多くのデータがあります。これまでの経験から、手術により作られたバイパスは、その後10年間は問題なく流れることがわかっています。しかし、再び動脈硬化が進行し、せっかく作ったバイパスが狭くなってしまうこともあります。それらを防ぐために、手術後も何種類かの薬を続ける必要があります。

　また、一度手術に至るような狭心症や心筋梗塞を起こした患者さんは、その場所以外の冠動脈にも問題が生じていることが予想されます。そうした場所に新たな狭窄がみつかれば、あるいは再手術が必要となるケースもあります。手術をしたからといって安心せずに、手術後にも動脈硬化が進行しないように、日常生活をしっかり守り、指示された薬の服用を続けることが大切です。

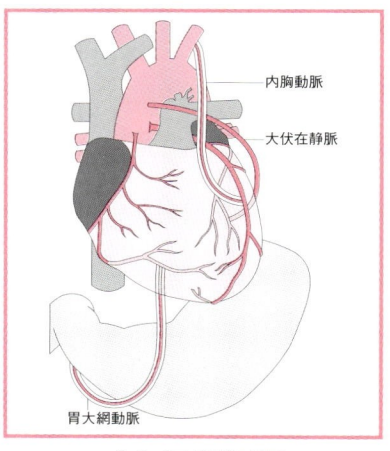

バイパス術模式図

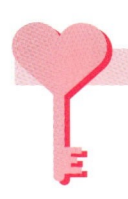

5）急性期医療〜CCUでの治療〜

（1）一刻をあらそう急性心臓病の治療

　心臓病、とりわけ急性心筋梗塞や不安定狭心症は、発作が起きたら早急に対処することが望まれます。たとえば急性心筋梗塞では、発症後6時間以内に血行再開ができるか否かが、生命やその後の患者さんの生活（予後）を大きく左右すると言われています。これらの病気は、動脈硬化など生活習慣病が徐々に進展することによって生じると考えられますから、日頃の健康管理を十分に行い、危険性が高いと判断したら、緊急時の対応を常に念頭に置いておくことが必要です。具体的には近所のかかりつけ医の先生に定期的に診てもらい危険性をチェックし、もし万が一のことが起きたら、どのような手段で心臓救急医療が可能な施設まで運ばれるのかを、患者さん自身がイメージしておくことが肝心です。心疾患の症状が起きたら、「これぐらいだったら我慢できる」と考えずに、早急に救急隊や病院に連絡を取るようにしましょう。

　さて、急性心筋梗塞の救命率は、この20年間で飛躍的に向上しています。この成績には「CCUの普及」が大きく貢献していると言われます。ではそのCCUとはいったい何でしょうか？　それをこれからご説明します。

（2）CCUとは

　CCUはCoronary Care Unitの略です。「冠動脈（coronary）を世話（care）するユニット」という意味で、日本語では「冠疾患集中治療室」と訳されます。「冠疾患」とは冠動脈に病気の原因がある「心筋梗塞」や「狭心症」を主に意味します。CCUはこれらの冠疾患のうち、緊急の処置や管理の必要な「急性心筋梗塞」や「不安定狭心症」の患者さんを主に収容し、緊急の治療を行います。またそれ以外でも、重篤で全身管理が必要な疾患（「重症心筋炎」「急性大動脈解離」「肺動脈血栓塞

栓症」「重症心不全」「重症不整脈」など）の患者さんも収容されます。

(3) CCUの構成

　CCUでは、重篤な患者さんの状態をすばやくかつ正確に観察、把握し、それらのデータから正しい判断、治療を行わなければなりません。そのため最新のすぐれた生態情報モニター、検査・治療機器が常備されています。また、重篤な患者さんに迅速に対応するため、患者さん一人当たりに対するスタッフ（医師、看護師など）の数も一般病棟の倍以上の人数が必要です。CCUには循環器の医師が24時間体制で常駐し、いかなる急変にも対応します。

　以下、CCUで使われる医療機器や薬物についてご説明しますが、そのことで「CCUではどのような治療が行われるのか」をイメージしていただきたいと思います。

(4) CCUで使用する医療器具

　1）モニター装置

　血圧、心電図、酸素飽和度、呼吸回数など、生命の状態を反映する情報をリアルタイムで表示します。ナースステーションにもその波形が送られており、24時間患者さんの状態を監視しています。

　2）人工呼吸器

　心不全などで呼吸困難になった患者さんの呼吸を助けます。気管内にチューブを挿入し、人工呼吸器に接続することで、呼吸の圧力や酸素濃度を調整します。

　3）直流型除細動器

　心停止、心室細動、心室頻拍など、十分な血圧が得られない重篤な不整脈を正常なリズムに戻すために使用されます。心房

心臓病の治療／キーワード編

細動など緊急度の低い不整脈を正常なリズムに戻す場合も使用されます。

　4）体外式ペースメーカー

　心筋梗塞で心筋が障害をうけ、脈拍が遅くなることがあります。ペースメーカーは体外から電気刺激を与え、正常なリズムで心臓が収縮するようにします。脈拍が元に戻らない場合、恒久的ペースメーカーを皮下に植え込むことも検討されます。

　5）スワン・ガンツカテーテル（肺動脈カテーテル）

　心不全や低血圧の患者さんに使用されます。肺動脈の圧力をモニターし、水の貯留の程度や、心臓の機能を評価します。

　6）大動脈バルーンパンピング

　大動脈内で風船がふくらんだりしぼんだりすることで、全身に血流が届くように患者さんの心臓を助けます。心臓の拍出が低下しているために低血圧になっている患者さんや、心臓手術直後の患者さんなどに使用されます。

　7）PCPS（経皮的心肺補助）

　人工心肺装置の一種です。心臓の機能が低下して重要臓器に血流を送ることができない患者さんに使用されます。大腿から太い管を右心房まで進め、脱血し、膜型人工肺により血液を酸素化し、大腿動脈に返血します。重要臓器への循環維持には強力な効果を示しますが、長期使用はできず、可動にもコストがかかる欠点もあります。

(5) CCUで使用する薬剤

　強心薬（心臓の収縮を助ける薬剤）、利尿薬（排尿を促し、心不全のために水が貯留傾向にある患者さんのからだから水分を除く薬剤）、抗不整脈薬（心筋梗塞に伴う致死的な不整脈を抑える薬剤）などが主なものです。CCUで使われる薬剤の多くは「薬物療法」の項でお話したものと同様ですが、厳重な管理のもと、患者さんの救命のために、かなり濃厚な薬物投与が

行われます。また、急性期に固有なものとしては、心筋梗塞における胸痛など、患者さんの苦痛を取り除くために、麻薬（モルヒネ）が使用されます。

(6) CCUに入院されたら

　救急の医療ですので、CCUに入院された患者さんは予断を許さない状況です。急変の事態に備えて、ご家族も常に連絡のつく体制にしていただく必要があります。ただし、24時間看護ですので、必ずしも常に付き添っていただく必要はありません。

　ご想像されるように、CCUでは濃厚な医療が必要とされるため、その入院料金も高額となります（日赤医療センターでは1泊あたり1万5千円の個室料金が加算）。各種保険が適応となりますので、最終的に患者さんが負担される金額ということではありませんが、CCUで行われる医療は、多くの専門の医療者がかかわるものであるという意味でご認識ください。

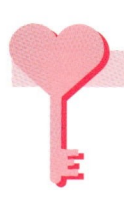

6）下肢動脈形成術（PTA）

　下肢動脈形成術は、閉塞性動脈硬化症（ASO）の治療法のひとつです。バルーン（風船）カテーテルという細い管を血管に通し、血行障害の原因となっている動脈の狭窄病変を拡げます。必要に応じてステントという補強具を併用することもあります。ステントは金属でできた網目状のチューブで、動脈形成術で拡張された病変が再び狭くなることがないように補強するものです。

　局所麻酔で行い、平均的な手技時間は約1時間です。3泊4日程度の入院期間になります。

　図は、下肢閉塞性動脈硬化症患者さんの、PTA施行前後の下肢血管造影の写真です。「間欠性跛行」と呼ばれる、長く歩くと下肢が痛くなり、少し休むと楽になるという症状でお悩みの患者さんで、下肢血管造影検査の結果、膝の付近で血管の閉塞が認められました（図左）。その場所に下肢動脈形成術（PTA）を施行し（図中央）、拡張に成功（図右）し、痛みが消えて長く歩けるようになりました。

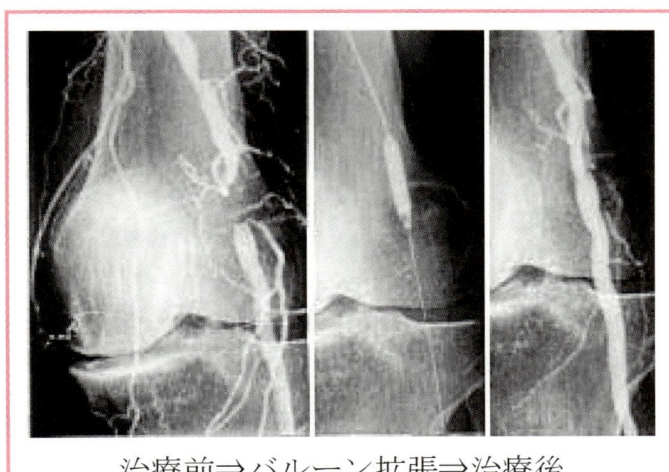

治療前⇒バルーン拡張⇒治療後

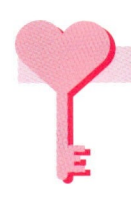

7）心臓ペースメーカー

　主に不整脈患者を対象にした、「心臓ペースメーカー」や「植込み式除細動器」と呼ばれるものによる治療があります。これらの治療は、からだに器械を直接植え込むことから、抵抗を示される患者さんも多いのですが、いずれも有効性や安全性が確立した治療法です。また、他の医療機器と同様、コンピュータの発展により、より信頼性が高まったり、患者さんの状態に応じたきめ細かい設定が可能になっています。

　医師からこれらの治療を勧められた場合は、不要な恐れにとらわれることなく、それをからだに植え込む場合の手技や、日常でのケア等をよく聞き、十分な情報を得た後に冷静・客観的に治療法を選択するようにしましょう。今回は、より一般的なペースメーカーについて説明します。

（1）心臓ペースメーカーとは

　心臓ペースメーカーは、主に徐脈性不整脈（脈が極端に遅くなる）の治療のため、体内にリード（ペースメーカー本体の出す電気刺激を心臓に伝えるためのコード）と、本体（コンピュータと電池からなり、必要に応じて電気刺激を出す）を植え込む治療です。

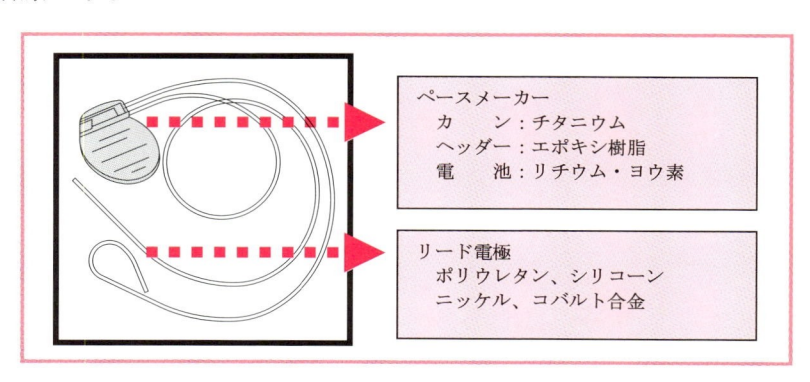

ペースメーカー
　カ　ン：チタニウム
　ヘッダー：エポキシ樹脂
　電　池：リチウム・ヨウ素

リード電極
　ポリウレタン、シリコーン
　ニッケル、コバルト合金

心臓病の治療／キーワード編

　日本では毎年約3万人がこの治療を受けており、決してまれな治療法ではありません。
　心臓ペースメーカー治療の対象となる徐脈性不整脈には、洞不全症候群、房室ブロック、徐脈性心房細動などがあります。それぞれの疾患によってペースメーカーの種類、植え込むリードの本数などが異なります。
　心臓ペースメーカーは徐脈性不整脈の治療として十分確立された方法で、最近では高齢者にも比較的安全に植え込み手術が行われており、その適応も拡大してきています。
　また、単に致死的な徐脈を防ぐというバックアップ目的だけでなく、患者さんの生活様式や活動性を考慮したペーシング・プログラムも可能になりました。
　いまや心臓ペースメーカー治療の目的は、単に心臓が突然止まるのを防いで寿命をのばすことだけではありません。普段の心拍数を適切なものにすることで、毎日の生活を元気で活動的に過ごせるようにするのも心臓ペースメーカー治療の目的なのです。
　さらに最近では徐脈性不整脈以外にも頻脈性不整脈の予防や心不全治療などの目的でのペースメーカー治療も注目されています。
　電池の寿命は使用状況によりますが、5年間以上、実際には約7～8年間はもつようになりました。ペースメーカー本体の大きさも最近では、幅5cm、厚さ5～7mm、重さ17～40g程度と、かなり小さくなっています。

(2) 手術について

　ペースメーカーを植え込む手術は、局所麻酔で行える小手術です。
　ペースメーカーの本体は、通常は利き腕と反対側の鎖骨の3～4cm下の皮下に植え込みます。一方、リードは、鎖骨の

すぐ下を走る血管（鎖骨下静脈）を通して、レントゲンで位置を確認しながら心臓の中まで進めて固定します。
　全身麻酔を必要としないのは、血管や心臓には痛覚の神経がないので、患者さんが痛みを感じないからです。手術時間は最短で1時間程度ですが、電極の固定に最適の部位を慎重に決めるために、それより時間をかけることもあります。

(3) 術後の入院期間と退院後の経過について

　一般にペースメーカー植え込み術後、1週間で抜糸し、ペースメーカーのチェックを行った後に退院となります。
　退院後は定期的に外来に通院していただき、ペースメーカーの電池消耗度や稼働状況などを点検します。
　また、退院前には、以下にあるような日常生活での注意事項（例えば携帯電話や電磁調理器の使用など）について、ビデオ等を用いて詳しく説明します。

(4) ペースメーカーを装着した方に日常生活でご注意いただくこと

　ペースメーカーを装着していても、一般の人とほとんど同じ生活を送れます。ですから、定期的に病院を受診すること以外は、ペースメーカーのことは忘れて生活してください。ただし、1日1回脈拍数を数える習慣は持っていただきたいと思います。
　一般家庭電化製品も普通に使用できますが、「近寄らない方が良い場所」や「使用すると影響がでるもの」がいくつかあります。しかし、そうした電磁波等による影響は、最悪でも「失神」、「めまい」、「ふらつき」、「動悸」などであり、ペースメーカーが壊れてしまうとか、心臓が止まったままになってしまうというようなことはありません。以下に具体的な説明をします。

心臓病の治療／キーワード編

ⅰ）原則として使用禁止の電気機器

医療用の特殊装置である、核磁気共鳴（MRI）、電気メスなどは原則的に使えません。しかしこれらは、一般家庭にあるものではありませんね。

ⅱ）要注意または避けるべき電気機器

高電圧工業機器、大型の送信器や送信塔、変電所、高圧送電線、高周波・低周波治療器などは避けてください。普通の磁石を手に持つのは平気ですが、直接ペースメーカーの上にあてるのは避けてください。「IH 炊飯ジャー」などの電磁調理器、全自動麻雀卓、体脂肪率計などは、ペースメーカーを植え込んである部分に直接さわるほどには近づけない方が安心です。

ⅲ）安心して使用できるもの

患者さんが心配されて、よく質問を受けるもので、安全に使用できるものを挙げると、テレビ、ラジオ、ステレオ、ビデオ、DVDプレーヤー、トースター、ミキサー、電子レンジ、電気ホットプレート、電気炊飯器、掃除機、洗濯機、電気毛布、電気敷布、電気こたつ、タイプライター、パソコン、コピー機、ファックス、補聴器、自動車*、芝刈器、スノーモービル、モーターボートなどは大丈夫です。ただし漏電や故障中の場合は注意してください。（*：エンジンのかかっている自動車のボンネットをあけてペースメーカーをエンジン等に直接近づけるような作業は避けてください。）

ⅳ）携帯電話（PHS やコードレス電話を含む）の使用の注意

ペースメーカーを装着していても、携帯電話は使えます。携帯電話を操作する場合は、ペースメーカー植込み部位より 22 cm 以上離してください。携帯電話を使用する場合は、

ペースメーカーの植込みとは反対側の耳で使用してください。携帯電話を持ち歩く場合も、ペースメーカー植込み部位から22cm以上離して携帯してください。

ⅴ）盗難防止装置

　これは、公共・商業施設等の出入り口付近に設置されている、万引き防止用の装置のことです。この装置から電磁波が出ており、ペースメーカーに影響を及ぼす可能性がわずかながらあります。盗難防止装置周辺で長く立ち止まったり、もたれかかったりせずに、通過する必要のある場合はすみやかに通過してください。横向きにならず、真っすぐ正面を向いて通った方が影響がさらに少なくなります。万一、装置周辺で体に異常を感じたら直ちにその場から離れてください。

ⅵ）シートベルト

　自家用車に乗る時はシートベルトの着用が義務づけられています。植え込み術後1カ月程度は、シートベルトがペースメーカーにちょうどあたってしまうようであれば、運転を避けるのが無難でしょう。その後は、軟らかいクッションなどをペースメーカーのあたるところにあてがうなどの工夫で十分です。

ⅶ）雷

　付近に落雷があっても、直撃されなければ心配ありません。（そもそも、直撃されたらペースメーカーがあろうがなかろうが、誰でもひとたまりもありませんね。）

ⅷ）食生活、飲酒、運動、性生活、通常の労働、海外旅行、歯科治療

　これらは、よく質問がある項目ですが、いずれにも特別

心臓病の治療／キーワード編

　な制限はありません。ただし、空港などでは金属探知機が反応して、誤解を招くことがあります。ペースメーカー手帳を携行し、不要なトラブルは避けた方がいいですね。
　近年、私たちはさまざまな精密電子機器に囲まれて生活することを余儀なくされています。上記の内容に限らず、また安全と思われる機器類あるいは装置であっても、それを使用した際に気分が悪い、調子がおかしいと感じたら、とりあえずその場から離れるか、使用を避けるようにお願いしています。ペースメーカーに外部からの電磁波による影響があった場合に、設定とは違う動作をする場合がありますが、影響を受けない距離に離れると、自動的に元の設定に戻って作動します。それっきり壊れてしまうというわけではありませんので、ご安心ください。

おわりに

　本書は、日本赤十字社医療センター循環器内科に勤務する医師が、日常診療の場でのインフォームド・コンセントに際して基本的なコンセンサスとなり、患者さんが医療を理解されるのに役立つものをつくるべく執筆された原稿が出発点となっています。当初は「インターネットで公開できるものにでもなれば」程度の軽い気持ちでいたのですが、共同執筆の医師たちの努力により充実した内容の原稿が集まり（これが本書の〈キーワード編〉の章のもとになっています）、一冊の書籍にするという「欲」が出てきました。そこで、書籍としての一貫した流れをつくるべく〈対話編〉の章を加え編まれたのが本書です。読者の皆様が、診察室での医師の説明でわからなかったこと、聞き漏らしたことを本書で補いながら、より納得のいく医療を受けることができれば、編著者として幸いに存じます。

　本書執筆の過程で、ノバルティス　ファーマ株式会社の藤井幸子さん、田村　仁さんには大きなご助言をいただきました。最後に御礼のことばを述べさせていただきたいと思います。

（青柳昭彦）

索　引

(斜体の頁数は主に用語の説明がある頁です。)

●1・2・3

1枝病変　122
1日の必要エネルギー量　134
3枝病変　123
12誘導心電図（→心電図もみよ）　96
24時間心電図（＝ホルター心電図）　56，97
75パーセントの狭窄　121，122

●A・B・C

α遮断薬→アルファ遮断薬をみよ
ACE阻害薬（＝アンジオテンシン変換酵素阻害薬）
　　　　　　　　52，54，67，*142*，*143*，145
ALT　92
ARB（＝アンジオテンシンⅡ受容体拮抗薬）　52，
　　　　　　　　54，67，*143*，145
ASO（＝（下肢）閉塞性動脈硬化症）　36，57，*73*，
　　　　　　　　74，146，159
AST　92
β遮断薬→ベータ遮断薬をみよ
Ca拮抗薬→カルシウム拮抗薬をみよ
CABG（＝（冠動脈）バイパス術）　50，116，118，
　　　　　119，122，124，148，149，152，*153*，154
CCU（＝冠疾患集中治療室）　155〜158
CPK　49，92
CT（スキャン）（→ヘリカルCTもみよ）　68，93
DCA（＝冠動脈粥腫切除術）　150
Deadly Quartet（＝死の四重奏）　24〜26
DVDプレーヤー　163
EBM（＝エビデンス・ベースド・メディシン
　　　　　（→エビデンスもみよ））　85〜*91*，127
evidence based medicine→EBMをみよ
γGTP　92
GOT　92
GPT　92
HDLコレステロール　28，*43*
H-FABP　92
IH炊飯ジャー　163
LDLコレステロール　28，*43*
MRI　68，163
PCI（＝（冠動脈）カテーテル治療）　53，57，
　　　　　116，118，119，123，127，*148*〜*152*，153
PCPS（＝経皮的心肺補助）　157
PHS　163
PTA（＝下肢動脈形成術）　57，74，*159*
PTCA（→PCI，（冠動脈）カテーテル治療もみよ）
　　　　　　　　148，149

QOL（＝生活の質，生命の質，クォリティー・オ
　　　　　　　ブ・ライフ）　*78*，*79*
WPW症候群　110
X線→胸部レントゲンをみよ

●あ行

亜急性心筋梗塞　45
アキレス腱が異常に太くなる　41
悪性腫瘍（＝悪性新生物，がん）　22，23，70，130
悪性新生物（＝悪性腫瘍，がん）　22，23，70，130
悪玉コレステロール　43
悪夢（神経作用）　54
アスピリン　49，53
圧迫感　48
アテローム　150
アテローム硬化　108
アミロイドーシス　65
アルコール　139
アルファ遮断薬（α遮断薬）　143
アレルギー（造影剤による）　50
アンジオテンシンⅡ　142
アンジオテンシンⅡ受容体拮抗薬（＝ARB）
　　　　　　　　52，54，67，*143*，145
アンジオテンシン変換酵素阻害薬（＝ACE阻害薬）
　　　　　　　　52，54，67，*142*，*143*，145
安静時の血圧　40
胃潰瘍　50
息切れ　65
息苦しさ　55
異型狭心症　46
胃大網動脈　153
痛み
　胃部の―　47
　奥歯の―　47
　上腹部の―　47
　背中の―　68
　左肩の―　47
　左上肢の―　47
　左の背中の―　47
　胸の奥深くの―　47
一次予防　*113*，119
遺伝　77
遺伝子　66
遺伝性（家族性）肥大型心筋症　66，77
遺伝的な要因　41
胃部の痛み　47
飲酒　31
咽頭不快感　54

167

インフォームド・コンセント　*32〜34*，85，86，
　　　　　　　　　　　　　91，*123〜125*
インポテンツ　54
植込み式除細動器　160
ウォーキング　137
右心室　18
右心房　18
運動負荷心電図　92，97，*101〜103*，104，106，121
運動不足　12，41
運動療法　39，53，*137*，*138*
疫学調査　12，89
エコー（＝心エコー，心臓超音波検査）　48，56，
　　　62，63，68，71，92，99，*100*，106，121
　経食道―　100
エコノミークラス症候群　70
エックス線→胸部レントゲンをみよ
エネルギー量（1日の必要）　134
エビデンス（→EBMもみよ）　　*85〜91*，117，
　　　　　　　118，123，*127〜129*，131
エルゴメーター（→運動負荷心電図もみよ）　101
塩分（過剰）　63，135
嘔吐　47
大きな生活習慣病　24
奥歯の痛み　47

●か行

外食産業　136
回旋枝（左冠動脈）　45
解離性大動脈瘤　68
化学療法（血液疾患に対する）　65
かかりつけ（医）　　*13〜18*，27，30，47，63，
　　　　　　　84，114，120，126，130，155
核磁気共鳴（＝MRI）　163
核種　104
拡張型心筋症　65，67
拡張期（血）圧　38
確定診断　84
下肢　57
下肢静脈瘤　70
下肢動脈形成術（＝PTA）　57，74，*159*
下肢閉塞性動脈硬化症（＝ASO）　36，57，*73*，
　　　　　　　　　　　　　74，146，159
過剰な塩分　63
画像解析（コンピュータによる）　131
画像診断法（心臓の）　94
家族性（遺伝性）肥大型心筋症　66，77
家族歴　46，78
下大静脈フィルター　71
脚気　65
合併症　27
家庭用血圧計　40

カテーテル　71，74，118，148
　―治療（＝PCI）　53，57，116，118，119，
　　　　　　　　　123，127，*148〜152*，153
　―治療（ASOに対する＝PTA）　57，74，*159*
　緊急―　48，49，53，114
　―検査（→冠動脈造影もみよ）　48，49，56，
　　　　　　　　　　　　　　　67，131
　―焼灼術（アブレーション）　61
　造影用―　107，108
　待機的―　114，150
　電極―　110
雷　164
空咳　54
軽い胸痛　48
カルシウム拮抗薬（Ca拮抗薬）　*142*，144，145
がん（＝悪性腫瘍，悪性新生物）　22，23，70，130
冠拡張薬　145
冠危険因子（→危険因子，リスク・ファクター
　　　　　　　　　　　　　もみよ）　25，42，46
間欠性跛行（はこう）　73，159
冠疾患　155
冠疾患集中治療室（＝CCU）　*155〜158*
肝障害　53
感染性心内膜炎　63，64
肝臓　130
冠（状）動脈　29，44，45，101，108，116
冠動脈カテーテル治療（＝カテーテル治療，PCI）
　　　　　　　　　　53，57，116，118，119，
　　　　　　　　　　123，127，*148〜152*，153
冠動脈形成術→（冠動脈）カテーテル治療，PCI
　　　　　　　　　　　　　　　　　　をみよ
冠動脈疾患　28，65
冠動脈粥腫切除術（＝DCA）　150
冠動脈造影（→カテーテル検査もみよ）　49，67，
　　　　　　　92，102，105，*106〜109*，121，149
　緊急―　50，114
冠動脈のれん縮（痙攣）　47，108
冠動脈バイパス術（＝CABG，バイパス術）　50，
　　　　　　　　　　116，118，119，122，124，
　　　　　　　　　　148，149，152，*153*，154
既往歴　78
期外収縮（上室性）　31，60
期外収縮（心室性）　31，60
気管支　138
危険因子（冠）（＝リスク・ファクター）
　　　　　　　　　　　　　　　25，42，46
危険性（リスク）　35
喫煙　12，25，26，28，31，42，46
逆流症（弁）　62
救急車　48，120
急性期（医療・治療）　113，155
急性心筋梗塞　45，155

168

急性大動脈解離　*68*，155
狭窄　108
狭窄症（弁）　62
狭窄度　116
狭心症　12，25，28，29，36，39，42，*44〜54*，
　　　55〜57，68，101，104，105，108，116，
　　　　　　　　　　121，128，154，155
　　異型—　46
　　—の症状　47
　　不安定—　155
　　労作性の安定—　122
強心薬　147，157
胸痛（軽い）　48
胸部の不快感　48
胸部レントゲン（X線・エックス線）　49，56，
　　　　　　　　　　　　　　　　71，92
局所麻酔　108〜110，149，159，161
魚群探知機　99
虚血症状　46
虚血性心筋症　65，66
虚血性心疾患　12，*25*，26，29，31，36，39，
　　　　　　　　　　　101，108，116
禁煙　39，53，58，63，74
禁煙プログラム　139
緊急　115，119
緊急カテーテル（検査・治療）　48〜50，53，
　　　　　　　　　　　　　　114，150
緊急手術（冠動脈バイパス術）　71，114
金属探知機　165
筋肉障害　53
クォリティー・オブ・ライフ（＝QOL，生活の
　　　　　　　　　　質，生命の質）　*78*，79
経口避妊薬　70
経食道心エコー検査　100
携帯型心拍数計　51
携帯電話　163
経皮的冠動脈形成術→PCI，（冠動脈）カテーテ
　　　　　　　　　　　　　　　ル治療をみよ
経皮的心肺補助（＝PCPS）　157
経皮的弁形成術　57，63
頸部（右）　110
外科　153
　　心臓血管—　19
外科手術　57
外科的治療　148
血圧　38，74
　　安静時—　40
　　—の目標値　40
血液検査　38，49，56，71
血液疾患に対する化学療法　53
血液循環　19
血液内科　19

血管拡張薬　144
血管内超音波　150
血管内皮細胞　151
血管を収縮　138
血小板増多症　70
血栓　69，145
血栓除去　71
血栓塞栓症（肺動脈）　61，*69〜72*，155
血栓予防薬　72
血中電解質　97
血糖降下薬　146
減塩（食）　58，136，144
健康診断　32，41
検査　76
　　侵襲的—　82，106
　　非侵襲的—　82，99，104，106
検診　17
減量　39，58
高圧送電線　163
降圧目標　39
降圧薬　23，39，40，*141*，147
降圧利尿薬　144
交感神経（機能）　104，143，144
交感神経中枢抑制薬　144
抗凝固薬　146
高血圧（症）　12，24，25，28，31，32，36，
　　　　38〜40，42，46，65，68，76，112，134
　　二次性—　38
　　本態性—　38
　　白衣—　40
抗血小板薬　52，53，*146*
抗血栓薬　145
抗血栓療法　61
高血糖　146
抗高脂血症薬　52，53，*146*
高脂血症　12，24〜26，28，31，32，36，*41〜
　　　43*，46，76，120，121，128，134，146
　　—の治療目標　42
高周波治療器　163
甲状腺機能低下症　65
抗生物質　63
拘束型心筋症　65
高電圧工業機器　163
高尿酸血症（痛風）　46，146
高熱　64
更年期　138
抗不整脈薬　60，145，*157*
高齢者　27，109
コードレス電話　163
呼吸器内科　19
呼吸困難　138
骨粗鬆症　138

169

孤発性肥大型心筋症　66
コピー機　163
コレステロール　*41〜43*，136，146
　　HDL—　28，43
　　LDL—　28，43
　　悪玉—　43
　　善玉—　43
　　—の成人1日の摂取量　41
　　総—　28
　　—塞栓症　109
　　—値　74
コンピュータ　160
　　—診断　97
　　—断層写真（→CTもみよ）　93
　　—の画像解析　131

●さ行

再開通処置　48
再灌流　49，53
再狭窄　53，151
魚の油　41
左心室　18，66
左心房　19
作用機序　24
サルコイドーシス　65
三尖弁　62
酸素投与　49，57
三大死因　44
三大生活習慣病　22
シートベルト　164
自覚症状　27，32
歯科治療　63
自家用車　48
時間（症状が持続する）　47
刺激伝導系　59，96
脂質（コレステロール）の正常値　42
磁石　163
失神発作　110
至適血圧　38
自動車　163
死の四重奏　24〜26
芝刈器　163
しびれ感　73
脂肪　136
シミやソバカス　138
社会復帰　50，51
収縮期（血）圧　38
重症
　　—心筋炎　155
　　—心不全　156
　　—不整脈　156

十分な説明による同意（→インフォームド・コンセントもみよ）　34
手術　63，161
　　緊急—　71
　　—時間（ペースメーカー植え込み）　162
術後の入院期間（CABG）　162
出産直後　70
寿命　161
循環器（内）科　12，13，*18*，*19*，22，25，36，153
循環
　　血液—　19
　　体—　18
　　肺—　19
昇圧薬　147
紹介（状）　14，121
上行大動脈　108
上室性期外収縮　31，60
上室性頻拍（発作性）　110
症状が続く時間　47
症状
　　狭心症の—　47
　　心筋梗塞の—　47
上腹部（胃部）の痛み　47
静脈系　18
静脈血　18，44
常用薬　50
食事療法　39，53，*134〜137*
植物性の油　41
食物繊維　41
除細動器　57，156
　　植込み式—　160
処方箋　140
徐脈性心房細動　161
徐脈性不整脈　59，110，160，161
心エコー（＝エコー，（心臓）超音波検査）　48，56，62，63，68，71，92，*99*，*100*，106，121
　　経食道—　100
心筋炎（重症）　155
心筋虚血　105
心筋梗塞　12，22，25，28〜30，36，39，41，42，*44〜54*，55〜57，65，68，70，97，99，101，104，108，109，113，116，128，135，136，138，145，146，148，154，155
　　亜急性—　45
　　急性—　45，155
　　陳旧性—　45
　　—の症状　47
心筋症　*65〜67*，97，104
　　遺伝性肥大型—　66，77
　　拡張型—　65，67
　　家族性肥大型—　66，77
　　虚血性—　65，66

拘束型— 65
弧発性肥大型— 66
特発性— 65, 66
二次性— 65
肥大型— 65, 66, 77
心筋焼灼術 67
心筋シンチグラム 56, 92, *104*, *105*, 106
　　負荷— 102, 104
心筋生検 67
心筋切除術 67
心筋トロポニンⅠ 92
心筋トロポニンＴ 49, 92
心筋マーカー 92
心筋ミオシン軽鎖 92
心腔内 110
人工呼吸器 156
人工心肺 119
進行性の病気 66
人工弁置換術 64
診察 56
心疾患 22
心室細動 60
心室性期外収縮 31, 60
心室中隔 66
心室頻拍 60, 110
心室壁厚 66
人種 88
侵襲的 *82*, 119
　　—検査 82, 106
　　—治療 116, 148
真性多血症 70
心臓 18, 39, 44
腎臓 39, 56
心臓移植 148
心臓カテーテル治療→PCI，（冠動脈）カテーテル治療をみよ
心臓血管外科 19, 153
腎臓障害 135, 142
心臓超音波検査（＝心エコー） 48, 56, 62, 63, 68, 71, 92, *99*, *100*, 106, 121
心臓電気生理学検査 56, 92, *110*
心臓に対する負荷 101
心臓の画像診断法 94
心臓の代謝 104
腎臓の病気 109
心臓の保護 142
腎臓の保護 142
心臓肥大 97
心臓病 136, 138, 155
腎臓病 39, 41, 136
心臓ペースメーカー→ペースメーカーをみよ
心臓弁膜症 30, 55, 56, 57, *62*～*64*, 65, 99

心臓リハビリテーション
　　　　（→リハビリ（テーション）もみよ） 52
シンチグラム
　　心筋— 56, 92, *104*, *105*, 106
　　心筋負荷— 102, 104
　　肺換気血流— 71
心電図 48, 56, 71, 92, *96*～*98*, 106, 120, 151
　　12誘導— 96
　　24時間・ホルター— 56, 97
　　運動負荷— 92, 97, *101*～*103*, 104, 106, 121
心内膜炎（感染性） 63, 64
心拍数 138
深部静脈血栓 69
心不全 30, 36, *55*～*58*, 70, 104, 135
　　重症— 156
　　—治療 161
腎不全 39, 53
心房細動 57
心房細動（徐脈性） 161
心膜炎 97
水泳 137
水中ウォーキング 137
水分が不足 70
水分摂取 63, 135
睡眠障害 31
スクリーニング 84
ステレオ 163
ステント 118, 149～151, 159
スノーモービル 163
スワン・ガンツカテーテル
　　　　（＝肺動脈カテーテル） 157
生活習慣 29
生活習慣病 10～12, 36, 112, 130, 134, 146, 155
　　大きな— 24
　　三大— 22
　　小さな— 24
生活の質（＝QOL，生命の質） *78*, *79*
生活療法 39, *134*～*139*
整形外科 70
生検（心筋） 67
正常値（脂質） 42
精神的ストレス 31
成人の1日のコレステロール摂取量 41
成人病 11
生命の質（＝QOL，生活の質） *78*, *79*
石灰化 150
背中が痛む 68
繊維質 136
前下行枝（左冠動脈） 45
前高血圧 38
全自動麻雀卓 163
全身麻酔 149, 153

171

喘息　54
洗濯機　163
善玉コレステロール　43
先天性心疾患　99
専門医　13〜18, 130
造影剤　108
　　—によるアレルギー　50
造影用カテーテル　107, 108
臓器を直接保護　39
総コレステロール　28
掃除機　163
送信器　163
送信塔　163
僧帽弁　62
　　—逆流　49
　　—置換術　67
鼡径部　49, 108, 110, 118, 149

●た行

退院後の経過（ペースメーカー装着）　162
体外式ペースメーカー　157
待機的　114, 115, 119, 150
　　—カテーテル（冠動脈形成術）　114, 152
　　—バイパス術　114
体脂肪率計　163
代謝・内分泌内科　26
代謝（心臓）　104
体重　74
大手術　70
体循環　18
大動脈解離　68
　急性—　68, 155
大動脈バルーンパンピング　157
大動脈弁　62
大動脈瘤（解離性）　68
タイプライター　163
脱水　135
タバコ　138
食べ過ぎ　41
卵　41
だるさ　55
弾性ストッキング　72
小さな生活習慣病　24
痴呆（脳血管性）　39
中性脂肪　28, 41, 146
超音波（血管内）　150
超音波検査→心エコーをみよ
腸内環境　136
直流型除細動器　156
治療
　急性期—　113

侵襲的—　116, 148
非侵襲的—　116, 129
慢性期—　113
治療目標（高脂血症）　42
陳旧性心筋梗塞　45
痛風（高尿酸血症）　46, 146
低周波治療器　163
適正体重　134
適度な運動　58, 74
テレビ　163
電気こたつ　163
電気敷布　163
電気炊飯器　163
電気生理学検査　56, 92, *110*
電気的除細動　57
電気ホットプレート　163
電気メス　163
電気毛布　163
電極カテーテル　110
電磁調理器　163
電子レンジ　163
点滴ラインの確保　49
動画のレントゲン　108
統計学　89
洞結節　59, 96
橈骨動脈　153
透析　109
盗難防止装置　164
糖尿病　25, 26, 28, 41, 42, 46, 130, 134, 146
洞不全症候群　59, 110, 161
動脈血　18, 44
動脈血液ガス分析　71
動脈硬化（性疾患）　12, 24, 36, 39, 41, 45, 46, 68, 74, 101, 108, 112, 128, 130, 136, 138, 142, 146, 155
動脈硬化症（下肢閉塞性）（＝ASO）　36, 57, *73*, *74*, 146, 159
トースター　163
"ドキドキ"　59
特発性心筋症　65, 66
"ドッキン"　59
トレッドミル（→運動負荷心電図もみよ）
　　　　　　　　　　　　　　　101, 104
トロポニンⅠ　92
トロポニンT　49, 92

●な行

内科　153
内胸動脈　153
肉の脂身　41
二酸化炭素　18

172

二次性高血圧　38
二次性心筋症　65
二次予防　52, *113*, 119
日赤医療センターのホームページ　14
ニトログリセリン舌下投与　49
日本食ブーム　11
日本動脈硬化学会　28
入院期間　51
入院時の注意（心筋梗塞・狭心症）　50
入院をしての薬物療法　56
尿検査　56
尿酸　146
尿酸降下薬　146
尿道バルーン　49
妊娠中　70
脳　39
脳血管疾患　22, 23
脳血管性痴呆　39
脳梗塞（→脳卒中もみよ）　61, 128, 145
脳出血　50
脳卒中（→脳梗塞もみよ）　12, 22, 39, 41,
　　　　　　　　　　　　42, 109, 135, 136, 138
喉の奥の締めつけ感　47

●は行

肺　18, 56
バイアグラ　49, 50
肺がん　138
肺換気血流シンチグラム　71
肺血栓塞栓症　145
肺循環　19
肺静脈　19
肺動脈　69
肺動脈カテーテル（＝スワン・ガンツカテーテル）
　　　　　　　　　　　　　　　　　　　157
肺動脈血栓塞栓症　61, *69〜72*, 155
肺動脈造影　71
肺動脈弁　62
バイパス（術・手術）（＝CABG）　50, 116,
　118, 119, 122, 124, 148, 149, 152, *153*, 154
　緊急—　114
　待機的—　114
　—に伴う費用　154
白衣高血圧　40
パソコン　163
バルーン（＝風船），バルーンカテーテル　118,
　　　　　　　　　　　　　148, 149, 151, 159
　尿道—　49
非侵襲的　*82*, 119
　—検査　82, 99, 104, 106
　—治療　116, 129, 148

肥大型心筋症　65, 66, 77
　家族性（遺伝性）—　66, 77
　弧発性—　66
左肩が痛む　47
左冠動脈　108
　—（前下行枝）　45
　—（回旋枝）　45
左上肢が痛む　47
左の背中が痛む　47
ビデオ　163
被曝　99
肥満　12, *26*, 41, 42, 46, 130
肥満を避ける　63
冷汗　47
費用
　CCU入院に伴う—　158
　バイパス術に伴う—　154
貧血　56
頻脈性不整脈　59, 110, 161
ファースト・フード　12, 136
ファックス　163
不安定狭心症　155
フォローアップ　51
不快感（胸部の）　48
負荷心筋シンチグラム　102, 104
負荷（心臓に対する）　101
負荷心電図→運動負荷心電図をみよ
伏在静脈　153
副作用　53, 140, 141
婦人科　70
不整脈　30, 31, 33, 35, 36, 55, 56, 57,
　　　　　　　59〜61, 97, 110, 145, 160
　重症—　156
　徐脈性—　59, 110, 160, 161
　頻脈性—　59, 110, 161
プローブ　100
閉鎖不全症（弁）　62
閉塞（冠動脈の）　108
閉塞性動脈硬化症（下肢）（＝ASO）　36, 57,
　　　　　　　　　　　　　　73, 74, 146, 159
ペースメーカー　67, *160〜165*
　—細胞　96
　体外式—　157
　—手帳　165
ベータ遮断薬（＝β遮断薬, ベータ（β）
　　　ブロッカー）　52, 54, 66, 67, *143*, 145
ベネフィット　81, 106
ヘリカルCT（→CTもみよ）　71, 93
弁形成手術　63
　経皮的—　57, 63
弁置換術　63
変電所　163

173

便秘　136
弁膜症（心臓）　30，55，56，57，*62〜64*，65，99
房室ブロック　59，110，161
ホームページ（日赤医療センターの）　14
補聴器　163
発作性上室性頻拍　110
ホルター心電図（＝24時間心電図）　56，97
ホルモン療法　70
本態性高血圧　38

● ま行

マッサージ　72
まとめ食い　135
まぶたの上に脂肪が溜まる　41
麻薬（モルヒネ）　158
慢性期の治療　113
ミオシン軽鎖　92
味覚障害　54
右冠動脈　45，108
右頚部　110
ミキサー　163
右鼠径部（→鼠径部もみよ）　110
脈拍　45
むくみ　55
胸の奥深くの痛み　47
メタボリック・シンドローム　26
免疫力　136
毛細管　18
モーターボート　163
目標値（血圧の）　40
モルヒネ　158
問診　48，*76〜78*，84，92

● や行

薬剤師　140
薬物療法　39，116，123，127，*140〜147*
　入院をしての—　56
薬局　140
有意狭窄　122
腰部脊椎管狭窄症　73
予後　32，79，123，155
予防
　一次—　*113*，119
　二次—　52，*113*，119

● ら行

ラジオ　163
リウマチ熱　62
リスク（危険性）　35，50，81，106

リスク・ファクター（→危険因子，冠危険因子もみよ）　25，30，77
利尿薬　157
リハビリ（リハビリテーション）　50，52
緑黄色野菜　136
リン脂質　41
冷感　73
連合弁膜症　62
攣（れん）縮（冠動脈）　47，108
レントゲン→胸部レントゲンをみよ
老化　131
労作時　65
労作性の安定狭心症　122
ロータブレーター　150

● わ

若い人でも高頻度　65

執筆者紹介（50音順）

●**青柳昭彦**（あおやぎ・てるひこ）　昭和33年生まれ。昭和58年東京大学医学部卒。昭和63年〜平成3年ハーバード大学Brigham & Women's Hospital（Research Fellow）等を経て、現在日本赤十字社医療センター第一循環器科部長、東京大学医学部循環器内科非常勤講師。平成14年より日本成人病（生活習慣病）学会、日本循環器学会関東甲信越地方会の評議員を務める。日本内科学会専門医、日本循環器学会専門医。米国内科学会専門医、米国心臓病学会専門医（FACC）。

●**魚住博記**（うおずみ・ひろき）　昭和42年生まれ。平成4年山梨医科大学医学部卒。東京大学医学部附属病院にて内科研修、平成8年東京大学循環器内科医員。平成13年東京大学大学院医学系研究科卒。平成15年より日本赤十字社医療センター第一循環器科に勤務。日本内科学会専門医、日本循環器学会専門医。

●**大谷恵隆**（おおたに・よしたか）　昭和44年生まれ。平成7年富山医科薬科大学卒。都立病院で内科、循環器科、救急救命医療を研修後、東京大学医学部第二内科（循環器内科）入局。平成13〜14年日本赤十字社医療センター循環器内科勤務。現在、帝京大学医学部附属市原病院第三内科（循環器）助手。

●**小栗　淳**（おぐり・あつし）　昭和50年生まれ。平成13年福島県立医科大学医学部卒。東京大学医学部内科、東京都立墨東病院救命センターでの研修を経て、現在日本赤十字社医療センター循環器内科勤務。日本内科学会、日本循環器学会、日本救急医学会会員。

●**小早川直**（こばやかわ・なおし）　昭和37年生まれ。平成3年東京大学医学部卒。同年東京大学医学部附属病院にて内科、麻酔科、放射線科で研修。関東通信病院、東京大学附属病院等を経て平成14年より日本赤十字社医療センター第一循環器科副部長。心臓カテーテル検査法による診断・治療を専門とする。日本内科学会、日本循環器学会会員。

●**澤城大悟**（さわき・だいご）　昭和48年生まれ。平成10年山形大学医学部卒。東京大学医学部附属病院、関東中央病院を経て平成12〜14年日本赤十字社医療センター第一循環器在籍。現在、東京大学大学院生。日本内科学会、日本循環器学会、日本心臓病学会、日本ペースメーカー心電図学会会員。

●**関田　学**（せきた・がく）　昭和44年生まれ。平成6年順天堂大学医学部卒。日本赤十字社医療センター内科研修医、順天堂大学医学部付属順天堂医院循環器内科等を経て、現在日本赤十字社医療センター循環器内科勤務。日本内科学会認定医、日本循環器学会、日本心臓ペーシング電気生理学会会員。

●**竹内弘明**（たけうち・ひろあき）　昭和28年生まれ。昭和54年旭川医科大学医学部卒。昭和54〜61年三井記念病院にて一般内科、循環器内科研修後、日本赤十字社医療センター勤務。現在第二循環器科部長。日本内科学会専門医、日本循環器学会専門医、インターベンション学会認定指導医。

●**福島和之**（ふくしま・かずゆき）　昭和36年生まれ。昭和61年東邦大学医学部卒。東邦大学大橋病院内科学第三講座等を経て、現在日本赤十字社医療センター第二循環器科副部長。日本循環器学会専門医、日本心血管インターベンション学会認定医。

「知りたい!」がわかる
心臓病の予防・検査・治療

2003年11月20日　初版第1刷発行
2004年2月23日　初版第2刷発行

編著者　青柳昭彦(あおやぎ・てるひこ)

発行者　折原國弘

発行所　株式会社 医事出版社
〒104-0033 東京都中央区新川1-2-8
電話 03-3555-0815

印刷・製本　株式会社 第一印刷所

乱丁・落丁本はお取り替えいたします。
価格はカバーに表示してあります。
Printed in Japan
ISBN4-87066-141-1 C2077